혈류가
젊음과 수명을
결정한다

혈류, 만들기
늘리기
순환시키기

혈류가
젊음과 수명을
결정한다

호리에 아키요시 지음 | 박선정 옮김

비타북스

이 책은 '혈류량을 늘려 몸과 마음의 모든 문제를 해결하는 방법'
에 관한 책이다.

"혈류가 모든 문제를 해결한다고?"
"혈액의 흐름이 좋아지면 건강해지기야 하겠지만, 마음의 문제
까지 해결될까?"

이런 의문이 드는 것은 어쩌면 당연하다. 하지만 한번 생각해
보자. 몸 상태가 좋지 않은 날은 평소보다 기분이 가라앉는가? 어
깨 결림이나 두통이 심할 때는 부정적인 생각만 하게 되지 않는
가? 생리 전에는 나도 모르게 자꾸 화를 내게 되지 않는가?
반대의 경우도 생각해보자. 아침에 일어났을 때 몸이 개운한

날은 하루의 시작도 즐겁지 않는가? 땀을 흘리며 운동을 하고 나면 기분까지 후련해지지 않는가? 맛있는 음식을 먹고 난 후에는 만족스럽고 행복한 느낌이 들지 않는가?

이러한 사실은 몸과 마음이 서로 연결되어 있다는 것을 보여준다. 한 번이라도 이러한 경험을 해본 적이 있거나 건강 문제로 힘들어하고 있다면, 혈류를 개선하자. 그러면 문제를 해결할 수 있다. 몸과 마음을 힘들게 하는 모든 문제의 원인은 바로 혈류에 있기 때문이다.

이 책에서 말하고자 하는 혈류 개선 방법은 단순히 몸을 건강하게 만들기 위한 방법이 아니다. 몸의 병은 물론 마음의 병까지 낫게 해준다. 왜냐하면 혈류는 우리 몸의 약 60조 개에 달하는 모든 세포에 산소와 영양분을 전달할 뿐만 아니라 뇌와 호르몬을 통해 마음의 활동까지 지배하고 있기 때문이다.

"모든 병의 원인은 단 한 가지, 혈류만 개선하면 온갖 문제를 한꺼번에 해결할 수 있다!"

어떤가? 왠지 설레지 않는가?

나는 일본 시마네 현에 위치한 90년 전통의 한방 약국을 4대째 운영하고 있다. 예로부터 이 지역은 도쿄, 오사카, 오키나와 등 일본 전역뿐만 아니라 멀리 해외에서까지 한방 상담을 받기 위해 많은 사람이 찾아오는 곳으로, 내가 지난 10년간 상담한 건수만도 5만 건이 넘는다. 상담 내용은 부인과 질환에서부터 암이나 우울증의 치료, 그리고 미용이나 다이어트에 이르기까지 매우 다양하다.

한방에서는 질환이나 증상을 통해 체질을 판단한 후 환자에게 적합한 치료 방법을 결정한다. 그리고 수백 가지가 넘는 생약이나 한방약의 조합 중에서 알맞은 약을 처방한다. 나는 처음에는 약 2시간, 그다음부터는 정기적으로 30분 정도에 걸쳐 질환이나 체질 개선에 대한 상담을 진행한다.

앞서 10년 동안의 상담 건수가 5만 건이 넘는다고 말했는데, 이 숫자는 그저 잠깐 이야기를 나눈 환자들의 수가 아니다. 한 명 한 명의 환자에게 세심하게 귀를 기울이고 체질이나 증상의 변화를 꾸준히 살펴보며 상담하여 쌓인 경험의 수다. 이러한 경험이 있기 때문에 혈류를 개선하면 몸과 마음의 병이 한꺼번에 해결된다고 자신 있게 말할 수 있다.

혈류 개선이라고 하면, 단순히 '피를 맑게 하는 것'이라고 생각할 것이다. 하지만 혈류가 나쁜 사람들 중 대부분은 피가 탁해서가 아니라 피가 부족하기 때문인 경우가 많다. 그래서 아무리 피를 맑게 하고 몸을 따뜻하게 만들려고 노력해도, 혈액량 자체가 부족해서 혈액 순환이 잘 안 되기 때문에 혈류 개선 효과를 보기 어렵다. 매우 안타까운 상황이다. 이런 사람은 '혈류량 증가'를 목표로 해야 한다.

이처럼 혈액량이 부족한 상태를 한방에서는 '혈허(血虛)'라고 한다. 실제로 상담했던 환자의 90% 이상이 혈허 상태였다.

"자신감이 생겨 휴직했던 회사에 다시 출근하게 되었다."
"불임 치료를 계속 받아도 임신이 되지 않았는데, 드디어 임신에 성공했다."
"체중이 줄어들어 애인도 생기고 결혼까지 하게 되었다."
"매사에 신경질적이었는데, 성격이 온화해지고 아이들에게 소리를 지르지 않게 되었다."
"무슨 일이든 작심삼일로 끝나곤 했는데 이제는 꾸준히 계속할 수 있게 되었다."

치료가 끝난 후 환자들로부터 이런 기쁜 소식과 함께 감사 인사를 자주 듣는다. 어째서 혈류량이 늘어나면 병이나 증상이 개선될 뿐만 아니라 마음의 상태까지 좋아지는 걸까?

여기서 중요한 것이 바로 '혈액의 질'이다. 본문에서 더 자세하게 다루겠지만, 한방에서 말하는 '혈(血)'이란 혈액뿐만 아니라 혈액 속의 영양분이나 호르몬 등을 모두 포함하는 개념이다. 결국 혈액량을 늘린다는 것은 혈액의 질을 개선한다는 의미도 있는 것이다.

세로토닌(serotonin), 도파민(dopamine)과 같은 '행복 호르몬'이나

'의욕 호르몬'이라고 불리는 뇌내 신경전달물질도 혈류에 의해 좌우된다. 한방 의학의 관점에서도 혈액이 잘 만들어지지 않는 체질인 사람은 무기력하고, 혈류량이 부족한 사람은 쉽게 불안감을 느끼며, 혈액 순환이 제대로 되지 않는 사람은 자주 화를 내는 경향이 있다고 알려져 있다. 혈류가 나쁘면 부정적인 감성에 쉽게 사로잡혀 마음까지 점점 나쁜 방향으로 흘러가게 되는 결과를 낳는다.

그렇다면 혈액량을 증가시키는 마법과도 같은 한방약이 존재할까? 안타깝게도 그런 약은 없다. 물론 치료할 때 한방약을 사용하지만, 약을 복용하는 것보다 생활 습관을 바로잡는 일이 훨씬 중요하고 효과가 있다. 솔직히 말해서 지금까지 상담한 모든 환자의 문제가 해결된 것은 아니다. 유감스럽게도 여러 가지 이유로 중간에 치료를 중단한 환자들도 있다. 그중에는 '한방약을 복용하면 낫겠지', '병은 의사나 약사가 치료해줄 거야'라고 생각한 환자들도 있다.

아무리 좋은 약을 지어주고 개선 방법을 알려줘도 체질은 쉽게 개선되지 않는다. 잠시 증상이 나아질지 모르지만, 진정한 의미의 해결은 아니다. 혈류량도 증가하지 않는다. 왜냐하면 현재의 몸과 마음은 지나간 시간이 축적된 결과이며 지금까지의 생활 습관이 만들어낸 것이기 때문이다. 그러므로 문제를 해결할 수 있는 사람은 바로 자신뿐이다. 생활 방식을 바꾸려는 노력이 없다면 아무리 좋은 약도 의미가 없다. 그러니 '나를 치료할 수 있는 것은 바로 나 자신'이라는 생각을 가져야 한다. 이렇게 말하면 부담스럽게 느껴질 수도 있겠지만, 전혀 어렵지 않다.

이 책에서 소개하는 방법은 누구나 생활 속에서 손쉽게 실천이 가능하다. 또한 수천 년의 역사를 지닌 한방 의학적 방법을 현대 의학 이론에 맞게 고치고, 5만 건의 상담 경험을 통해 실생활에서 효과가 있었던 방법만을 정리한 것이다. 몸은 정직하다. 방법이 적절하다면 생활 습관을 조금만 바꾸어도 혈류량은 반드시 늘어나고 건강해진다.

그동안 많은 환자의 병을 치료해오며 깨달은 것은 혈류량이 늘어나 몸이 건강해지면 마음도 건강해진다는 사실이다. 몸의 상태가 점차 좋아지면 마음의 상태도 좋아진다.

늘 어두운 표정을 짓고 있는 사람, 모든 일에 흥미가 없어 보이는 사람, 입만 열면 불평불만인 사람, 언제나 상황을 부정적으로만 생각하는 사람… 이들의 표정이 점차 밝아지고 하는 말이 달라졌다. 이러한 사실로부터 혈류는 몸과 마음의 문제를 동시에 해결해준다는 사실을 깨닫게 되었다. 그것은 아마도 내가 몸의 병만을 치료하는 것이 아니라 환자의 상식이나 집착과 같은 속박으로부터 '마음을 해방'시키는 것을 최종 목표로 하고 있기 때문일지도 모른다.

정신건강의학과가 아닌 이상, 약국이나 병원에서 상담할 때 마음의 문제까지 신경을 쓰는 경우는 거의 없다. 하지만 나는 병이나 증상이 개선되기를 바라는 진정한 이유가 항상 궁금했다. 과연 병의 치료나 증상의 개선만이 궁극적인 목표일까?

무릎 통증을 없애고 싶은 이유는 즐겁게 여행을 다니고 싶기 때문이다. 다이어트를 하는 이유는 살을 빼서 자신감을 얻고 싶기 때문이다. 예뻐지고 싶은 이유는 멋진 남자 친구를 만나고 싶기 때문이다. 생리통을 치료하고 싶은 이유는 다른 사람들처럼 매일 웃는 얼굴로 지내고 싶기 때문이다.

누구나 고민이 해결되면 이루고 싶은 진정한 꿈이나 목표가 있다. 아마도 이 책을 읽고 있는 독자 역시 마찬가지일 것이다. 몸이 아픈 증상을 치료하는 것은 진정한 꿈과 목표를 이루어가는 과정이다.

현대 의학과 한방 의학 모두 고혈압, 심근경색, 뇌경색과 같은 혈관 질환은 물론, 생리통, 불임증과 같은 부인과 질환, 어깨 결림, 무릎 통증과 같은 통증, 암이나 치매와 같은 질환에 이르기까지 모든 질환이 혈류와 관련되어 있다고 말한다. 그리고 우울증이나 자율신경 실조증과 같은 스트레스성 질환, 의욕이 없고 자신감이 떨어지며 화가 나는 감정이나 성격과 관련된 마음의 병도 혈류와 깊은 관련이 있다.

몸이 아파 힘들거나 부정적인 감정 때문에 괴로운 것은 자신의 잘못이 아니다. 몸 여기저기에 문제가 생기고 모든 일이 자신의 생각대로 되지 않았던 것은 혈류가 나빠 능력을 제대로 발휘하지 못했기 때문이다.

현대 의학과 수천 년의 역사를 지닌 한방 의학. 지금부터 이 두 가지 관점에서 혈류량을 늘리고 혈류를 개선해서 몸과 마음의 문제를 해결할 수 있는 방법을 소개하겠다.

호리에 아키요시

차 례

시작하며   4

PART 1 모든 병의 원인은
혈류에 있다

피가 맑아져도 혈류는 좋아지지 않는다   19

혈류는 세포 단계에서 몸을 변화시킨다   24

혈액의 질과 양이 젊음과 수명을 결정한다   28

몸을 살리고 죽이는 것은 혈류에 달려 있다   31

여성의 힘은 바로 혈류의 힘이다   34

철분 부족은 부정적인 감정을 발생시킨다   38

5만 건의 상담을 통해 깨달은 몸과 마음의 관계   42

혈류량을 늘리면 몸도 마음도 건강해진다   46

PART 2

'만들기, 늘리기, 순환시키기'로
혈류가 좋아진다

체질을 바꾸면 혈류가 좋아진다   51

혈액이 만들어지지 않는 '기허 체질'   55

혈액이 부족한 '혈허 체질'   60

혈액 순환이 원활하지 않은 '기체어혈 체질'   65

혈류 개선에 필요한 기간은 단 4개월   69

만들기, 늘리기, 순환시키기   71

4개월 만에 몸도 마음도 새로워진다   75

PART 3

혈액이 제대로 만들어지는
식사법

하루 리듬이 체질을 만든다   81

공복 시간을 확보하자   85

아침을 챙겨 먹자   90

'일주일 저녁 단식'으로 위장을 되살려라   94

몸속부터 젊어지는 저녁 단식   100

빵보다는 밥이 좋다   104

제철 채소로 철분을 섭취하자   107

혈류량이 부족한 사람에게 마크로비오틱은 적합하지 않다   110

혈액량을 늘리고 싶다면 육식을 하자   114

아랫배는 혈류의 적   117

생명에 대한 감사가 혈액을 만든다   122

PART 4 건강한 혈액을 늘리기 위한 수면법

밤 11시 전에 자야 혈액량이 증가한다   127

꿈을 많이 꾸는 것은 혈액량이 부족하기 때문이다   131

지독한 불면의 악순환에서 벗어나기   135

수면과 혈류에 도움이 되는 '햇빛'   138

잠자기 전 '완전 호흡'으로 수면의 질 높이기   143

체온을 낮춰 잠이 오게 하는 목욕   148

잠을 자야 한다는 강박관념에서 벗어나기   152

PART 5 '정맥'의 혈류를 개선하기 위한 운동법

혈류를 좌우하는 정맥   157

제2의 심장, 종아리 근육 단련하기   161

'간단 단전 호흡법'으로 부종 개선하기   166

발을 따뜻하게 해서 '냉각 시스템화' 예방하기   170

'삼음교'와 '혈해'를 지압하면 혈류가 좋아진다   174

정맥의 혈류가 개선되어야 몸과 마음이 조화를 이룬다   178

PART 6

혈류가 몸과 마음의
모든 문제를 해결한다

혈류를 개선하면 다른 문제들도 함께 해결된다	183
혈류 개선으로 하체 비만 탈출	185
생리통은 없는 것이 정상이다	190
자궁내막증의 통증에서 벗어나자	195
갱년기가 편해지는 비결	198
임신을 가능하게 하는 혈류의 힘	203
노화를 방지하는 콜라겐은 혈류에 의해 생성된다	208
탈모, 머리카락은 혈의 여분	212
면역력은 혈류에 의해 좌우된다	216

PART 7

혈류를 개선하면
마음에 자유가 찾아온다

혈류가 마음의 안정을 가져온다   221

마음의 힘×몸의 힘=실현하는 힘   224

몸의 구속에서 벗어나면 마음의 자유를 얻을 수 있다   228

'진정한 나'를 찾으려면 우선 혈류부터 개선하라   232

'상식'이나 '일반적'이라는 말에 휘둘리지 마라   235

혈류는 행복을 불러오는 힘   238

마치며   240

주요 참고문헌   246

모든 병의 원인은
혈류에 있다

혈액량 부족이 여러 질환을 일으키는
원인이 된다는 사실은 반대로 생각하면
자신을 괴롭히는 대부분의 문제는
혈액량을 증가시키면 해결된다는 의미가 된다.

피가 맑아져도
혈류는 좋아지지 않는다

"피가 맑아진다고 혈류가 좋아지는 것은 아닙니다."

이렇게 말하면 대부분의 사람은 깜짝 놀란다. 건강에 관한 방송이나 잡지에서 혈액이 탁하면 병에 걸릴 위험이 커진다는 내용이 자주 나오면서 혈류를 개선하려면 피를 맑게 해야 한다는 인식이 상식처럼 여겨지고 있다. 하지만 '혈류가 나쁘다 = 피가 탁하다'는 잘못된 상식이다.

물론 피가 탁하면 혈액 순환이 잘되지 않으므로 피가 맑아지도록 노력해야 한다. 만약 당뇨, 심근경색, 뇌경색, 고콜레스테롤혈증(콜레스테롤의 대사 장애나 콜레스테롤의 과잉 섭취로 인해서 혈청 중의 콜레스테롤이 최고치가 된 경우)과 같은 성인병을 앓고 있다면 피를 맑게 하는 것이 치료에 도움이 되므로 매우 중요하다. 하지만 지금까지 많은 환자를 상담한 결과, 대다수의 경우에는 피가 맑아져도 혈류는 좋아지지 않는다는 사실을 알게 되었다. 그 이유는 혈액이 탁해서 혈류가 나쁜 것이 아니라 '혈액량이 부족'해서 혈류가 나쁘기 때문이다.

혈액량이 부족한 사람은 피가 아무리 맑아져도 증상이 개선되지 않으며 아무리 노력해도 혈류가 좋아지는 느낌을 받지 못한다. 혈액이 부족한 상황에서 무턱대고 혈액 순환을 위한 건강법을 실천하면 증상이 개선되기는커녕 오히려 건강을 해칠 위험도 있다. 부족한 혈액을 억지로 몸 전체에 순환시키려 하다가 어지럼증이나 메스꺼움과 같은 증상이 나타나기도 한다. 갑자기 일어서면 눈앞이 핑그르르 도는 기립성 어지럼증을 강제로 일으키는 것과 마찬가지다.

혈액이 흐르는 상태를 다음과 같이 생각해보면 이해하기 쉽다. 피가 탁한 상태란, 끈적끈적하고 더러워진 혈액이 혈관 벽에 들러붙어 혈액 순환을 방해하는 상태다. 이에 반해 혈액량이 부족한 상태란, 혈관을 흐르는 혈액량 자체가 적어 혈액이 찔끔찔끔 흐르는 상태다. 상황이 다르므로 치료 방법도 완전히 달라져야 한다.

성인병 환자와 같이 혈관 질환이 걱정되는 경우에는 피가 맑아지도록 해야 한다. 이 질환에 걸린 사람의 이미지를 한번 떠올려보자. 아마도 과체중이거나 술을 많이 마시거나 담배를 많이 피우는 모습이 머릿속에 그려질 것이다.

이와 달리 혈액량이 부족한 체질을 혈허 체질이라고 하는데, 이는 다양한 질환을 일으키는 원인이 된다. 혈액량이 부족해지면 혈류가 나빠지므로 몸의 이상을 느낀 사람들은 증상 개선을 위해 다양한 노력을 한다.

낫또나 등푸른생선을 많이 먹으려 하고 EPA(에이코사펜타엔산, DHA, DPA와 함께 음식물을 통해 섭취해야만 하는 불포화지방산으로 콜레스테롤 저하, 뇌 기능 촉진 등 각종 질병 예방에 효과가 있다)나 은행잎 추출 성분의 영양제를 복용하기도 하며 물을 많이 마시기도 한다. 그러나 일반적으로 알려진 대부분의 혈류 개선 방법은 혈액량을 증가시켜서 혈류를 개선하는 방법이 아니다. 혈류가 좋아지는 방법은 맞지만 혈액이 탁한 사람을 위한 개선법이다. 혈액량이 근본적으로 부족한 상태는 영양분이나 영양제를 아무리 열심히 섭취해도 온몸 구석구석까지 잘 전달되지 않는다.

지금까지 많은 노력을 했음에도 불구하고 증상 개선 효과를 보지 못했던 이유는 자신에게 맞는 방법을 알지 못했기 때문이다. 방법이 잘못되었으니 당연히 문제가 개선되지 않았던 것이다. 실제로 상담을 받기 위해 찾아오는 많은 환자는 혈액량이 부족한 혈허 체질이었다.

혈액량이 부족한 사람들은 놀라울 만큼 많다. 일본의 경우, 임산부 건강검진에서 40%의 임산부에게 빈혈이 발견되는데, 이 비율은 선진국 중에서도 매우 심각한 수치다. 게다가 상담을 진행하며 환자의 혈액 상태를 살펴보면 상황은 훨씬 더 심각하다. 거의 90% 이상의 환자가 혈액량 부족 상태이기 때문이다.

나는 지금까지 혈액을 통해 환자들의 모든 문제를 해결해왔다고 해도 과언이 아니다. 말투나 목소리의 크기, 안색, 체격을 보면 혈액 상태가 좋은지 나쁜지 알 수 있다. 또한 한방에서는 혀의 상태로 체질을 판단하는데, 환자의 혀를 살펴보면 혈류 상태를 단번에 알 수 있다. 아무 질문도 하지 않고 증상을 딱 짚어내면 환자들은 깜짝 놀라곤 한다.

여성 환자를 상담할 때에는 우선 혈액의 상태를 중요하게 생각한다. 특히 부인과 한방에서는 혈류가 나쁘면 온갖 부인과 질환의 원인이 된다고 여긴다. 서양 의학에서는 혈액이 온몸에 산소와 영양분을 운반하는 중요한 역할을 한다고 여긴다.

아마 이 책을 읽는 독자의 대다수가 혈액량 부족 상태일 것이다. 하지만 걱정할 필요는 없다. 앞에서 환자의 90% 이상이 혈액량이 부족한 상태라고 말했는데, 혈액량 부족이 여러 질환을 일으키는 원인이 된다는 사실은 반대로 생각하면 자신을 괴롭히는 대부분의 문제는 혈액량을 증가시키면 해결된다는 의미가 된다.

혈액량이 부족한 사람은 혈액량을 늘리면 늘릴수록 증상이 가벼워진다. 심한 갈증을 느낄 때 물 한 잔으로 갈증이 해소되는 것과 같다. 부족하면 늘리면 된다. 지금부터 혈액에 대해 함께 공부해보자. 혈액량을 늘리고 혈류를 개선함으로써 몸과 마음의 병으로부터 해방되기 바란다.

혈류는 세포 단계에서
몸을 변화시킨다

우리 몸에 중요한 기능을 하는 혈류, 혈류는 어떻게 생겨난 것일까? 그 비밀은 생명의 탄생으로 거슬러 올라간다.

지금으로부터 약 40억 년 전, 최초의 생명은 바다 속에서 생겨났다. 그 당시의 생물은 단세포 생물로 단 하나의 세포로 이루어져 있었으므로 혈액이 필요하지 않았다. 당시의 생물은 직접 바닷물로부터 필요한 산소와 영양분을 얻을 수 있었기 때문이다. 그러다가 시간이 지나면서 몇 개의 세포가 모인 다세포 생물로 진화했다. 다세포 생물은 바닷물을 몸속으로 흡수하여 체액으로 사용했다. 지금까지도 체액 대신 바닷물이 온몸을 흐르는 생물도 있다. 진화를 거듭하면서 산소와 영양분을 더욱 효율적으로 운반하기 위해 적혈구 등이 생겨났고, 지금의 인간과 같은 혈액이 만들어졌다.

과거 몸속을 흐르던 바닷물의 영향으로, 혈액의 조성은 인간의 직접적인 조상이 되는 생물이 생겨난 4억 년 전의 바닷물의 조성과 동일하다고 알려져 있다. 바닷물의 농도는 대지가 조금씩 녹아들어 해가 갈수록 진해지지만, 인간의 몸에는 인종이나 세대를 뛰어넘어 원시의 바닷물이 그대로 남아 있다. 바닷물이 혈액이었다는 사실은 혈류의 중요성을 알아보는 데 매우 중요한 열쇠가 된다.

바다에는 밀물과 썰물, 그리고 해류에 의해 항상 신선한 바닷물이 흐르고 있다. 원시의 세포는 그러한 환경 속에서 생활했다. 현재 인간의 세포도 마찬가지다. 혈액이라는 바다가 우리 몸속을 흐르며 항상 신선한 혈액을 공급해주므로 몸을 구성하는 세포들이 생명을 유지할 수 있다. 심장 박동에 의한 맥박은 바다의 파도라 할 수 있다. 심장이 멈추고 혈류가 멈춘 상태가 곧 '죽음'이다. 혈류는 세포 하나하나에서부터 생명 자체를 주관하고 있는 것이다.

단 하나의 세포로 생명을 유지하던 40억 년 전과는 달리, 지금 인간의 몸에는 60조 개나 되는 세포가 있다. 60조 개의 세포에 산소와 영양분을 전달하는 것은 매우 중요한 일이다. 그렇기 때문에 온몸에 있는 세포의 3분의 1에 달하는 20조 개의 세포가 바로 혈액 세포다.

인간의 몸에서 이렇게 중요한 역할을 담당하는 조직은 혈액뿐이다. 그렇기 때문에 혈액을 최대의 장기라고 부르는 연구자가 있을 정도다. 60조 개의 세포 하나하나에 산소와 영양소를 제대로 전달하려면 이만큼 방대한 수의 혈액 세포가 필요한 것이다. 우리 몸에는 20조 개에 달하는 혈액 세포가 있는데, 특히 많은 여성들에게 혈액 세포 부족 현상이 나타난다.

여성의 적혈구 수는 혈액 mm^3 당 386만~492만 개가 정상 수치다. 수치가 낮아도 정상 범위 안에 들면 괜찮다고 안심하는 사람이 많은데, 이 수치는 겨우 1,000분의 1ml에 포함된 적혈구 수다. 우리 몸 전체로 환산하면 약 15조 개로 건강한 사람의 혈액 세포 20조 개와 비교하면 5조 개나 부족한 셈이다. 이렇게 혈액 부족이 심각한 상태니 몸 이곳저곳에 문제가 발생하는 것도 어찌 보면 당연한 일이다.

몸이 아프거나 병에 걸렸다고 하면 심장 질환, 간장 질환, 자궁 질환처럼 각각의 장기에 문제가 발생한 것으로 생각하기 쉽다. 하지만 모든 장기는 많은 세포가 모여 이루어진 집합체다. 그 장기를 이루는 세포 하나하나의 문제가 쌓이고 쌓이면 병에 걸리거나 몸에 문제가 발생한다.

인간의 몸을 이루고 있는 세포 하나하나에 산소나 영양분을 전달하는 것이 혈액의 역할이다. 혈액량을 늘려 혈류를 개선한다는 것은 세포 단계에서 몸의 기능을 활성화하여 심각한 질병으로 진행되는 것을 예방하는 방법이다.

혈액의 질과 양이
젊음과 수명을 결정한다

'나는 빈혈은 없으니 안심해도 돼.'

이렇게 생각하는 사람이 있을지도 모른다. 하지만 쉽게 안심하기에는 이르다. 한방에서 혈액량이 부족하다고 말하는 혈허는 단순히 빈혈만을 의미하는 것이 아니라 혈액의 질이 나빠진 상태도 포함된다.

한방 상담을 시작했을 때의 일이다. 어느 70대 여성 환자가 상담실을 찾아왔다. 환자가 '귀가 잘 들리지 않고 어지러움을 느낀다'는 증상을 호소했기 때문에 이명과 현기증 증상을 개선하는 한방약을 처방했다. 그런데 약을 복용해도 전혀 효과가 없어서 어떻게 치료해야 할지 고민하던 중이었다. 그러던 어느 날, 피곤함을 느낀다는 환자의 말에 단백질 영양제를 처방했는데, 영양제를 복용하고 나서부터 피곤함이 점차 사라지고 아침에도 몸이 개운하다며 기뻐했다. 그로부터 얼마가 지난 후에 환자로부터 "선생님, 이제 소리가 잘 들려요!"라는 이야기를 듣고 깜짝 놀랐다.

환자의 이야기를 들어보니, 그동안 혼자 산다는 핑계로 슈퍼나 편의점에서 파는 반찬과 도시락으로 끼니를 때웠고, 그 때문에 영양 상태가 매우 나빴다고 한다. 상담 초기의 체질 검사 결과 역시 혈허 상태였다. 그런데 정기적으로 병원에서 검사도 받고 있었고 빈혈도 없었기 때문에 마음 놓고 있었다는 것이다.

'귀가 잘 들리지 않는다', '어지러움을 느낀다'는 증상 치료에만 중점을 둔 것이 잘못이었다. 귀가 잘 들리지 않고 어지러움을 느꼈던 이유는 노화 때문이 아니라 혈액량 부족으로 인해 혈액이 귀까지 충분히 전달되지 않아 귀의 기능이 떨어졌기 때문이었다. 또한 단백질이 부족해 혈액의 질까지 나빠져 있었다.

실제로 이런 경우가 매우 많다. 이보다 더욱 심각한 병도 마찬가지다. 눈에 보이는 증상이나 문제의 진짜 원인은 '혈액'에 있기 때문이다. 앞에서 소개한 사례처럼 영양 부족으로 혈액의 질이 나빠진 상태는 혼자 사는 노인에게나 일어나며 나와는 상관없는 이야기라고 생각할지도 모른다. 그러나 이러한 일은 젊은 사람들이라고 해서 예외가 아니다. 요즘 식생활이 급속히 악화되고 있다. 특히 혈액의 원료가 되고 혈액의 질을 결정하는 단백질의 양이 급격하게 줄어들고 있다.

혈액이라고 하면 철분만을 생각하기 쉽지만, 사실 수분을 제외한 대부분은 단백질로 이루어져 있다. 그래서 단백질의 섭취가 줄어들면 바로 혈액의 질이 나빠진다. 적혈구를 제외한 혈액 내 단백질은 알부민으로 존재하는데, 알부민은 젊음이나 장수와도 깊은 관계가 있다. 알부민이 적은 사람은 수명이 짧고 알부민이 많은 사람은 수명이 길다. 그래서 '남은 수명의 예지 인자'라고도 불린다. 혈액의 질은 현재의 건강은 물론, 젊음과 미래의 수명에도 큰 영향을 미친다. 그러므로 혈액의 질을 개선하는 것은 '현재'를 위한 일이기도 하지만, '미래'를 위해서도 아주 중요한 일이다.

몸을 살리고 죽이는 것은 혈류에 달려 있다

심장을 나온 혈액은 1분 동안 온몸의 혈관을 돌아 다시 심장으로 되돌아간다. 이러한 혈액의 흐름이 바로 '혈류'다. 혈액은 온몸을 돌면서 다섯 가지 중요한 기능을 한다.

① 체내 수분 유지 기능

② 산소, 영양분, 호르몬 등의 운반 기능

③ 노폐물과 이산화탄소의 배출 기능

④ 체온 조절 기능

⑤ 감염으로부터의 방어 기능(면역력)

혈류를 개선한다는 것은 혈액이 이러한 다섯 가지 기능을 제대로 수행할 수 있도록 한다는 의미다. 혈류가 좋으면 몸에 있는 60조 개의 세포 하나하나에 산소나 영양분, 열이 잘 전달되어 몸이 따뜻해진다. 그렇게 되면 모든 세포가 건강하고 활기차게 제 기능을 다 할 수 있게 된다. 혈류가 나빠지면 신체 기능의 근간이 무너진다.

- 수분 균형이 나빠지면 몸이 붓는다.
- 산소가 전달되지 않아 섭취한 열량을 소모하지 못하면 살이 찐다.
- 노폐물이 제대로 배출되지 못하면 몸이 무겁게 느껴진다.
- 열이 부족하면 몸이 차가워진다.
- 면역력이 떨어지면 쉽게 병에 걸린다.

혈류가 나빠져서 나타나는 이러한 증상들을 잘 살펴보기 바란다. 하나하나의 증상은 별것 아닌 것처럼 느껴진다. 하지만 혈류가 나쁘면 이러한 문제들이 동시에 발생한다.

현대인들에게 많이 나타나는 문제들은 바로 혈류의 악화 때문이다. 처음에는 단순한 부종이나 냉증, 어깨 결림과 같은 사소한 증상에 불과할지도 모른다. 하지만 안타깝게도 이러한 증상은 서로 영향을 주고받으며 심각해진다. 많은 여성들이 앓고 있는 생리불순, 생리통, 불임, 갱년기 장애 등은 물론 호르몬이나 자율신경의 문제, 암과 같은 심각한 질병으로 진행되기도 한다. 몸이 악순환의 늪에 빠지고 마는 것이다.

그러나 혈류량을 늘리면 이러한 문제들이 점점 사라진다. 처음에는 작은 변화에 불과한 것처럼 보여도 혈류량 증가는 문제를 발생시키는 악순환의 고리를 끊어주는 역할을 한다.

몸이 아픈 것은 자신의 잘못이 아니다. 그저 혈액이 제대로 전달되지 않아 세포가 본래의 힘을 발휘하지 못하고 있을 뿐이다. 혈류량을 늘려 혈액이 온몸 구석구석까지 제대로 전달되면 지금보다 훨씬 건강해지고 더욱 생기 넘치게 변할 것이다. 우리 몸을 죽이고 살리는 것은 혈류에 달려 있다.

여성의 힘은 바로 혈류의 힘이다

예로부터 "여자는 혈을 근본으로 한다"고 했다. 물론 남성의 경우에도 혈류량이 부족하면 문제가 발생하지만, 여성에게는 그 영향이 매우 심각하다. 단언컨대 혈류를 무시하면 여성의 질환은 낫지 않는다.

매일 환자들을 상담하며 여성의 질환과 혈류가 매우 깊은 관계라는 사실을 절실하게 깨닫는다. 경험이 쌓이면 쌓일수록 혈류 개선이 최선의 방법이며 진리라는 생각이 든다. 그렇다면 여성에게 혈류는 왜 이렇게 중요한 것일까? 그 이유는 여성의 신체 리듬 자체가 본래 바다였던 혈류와 깊은 관계가 있기 때문이다.

생리를 '월경'이라고도 한다. 중국에서는 그보다 훨씬 이전부터 생리를 '월사(月事)', '월수(月水)'라고 불렀다. 영어로는 'menses'라고 하는데, 고대 그리스어로 달을 뜻하는 'mene'에서 유래되었다. 독일어, 프랑스어, 스페인어, 러시아어 등 유럽 대부분의 언어에서도 생리는 달을 어원으로 하고 있으며, 타이어로는 '달의 근처', 인도네시아어로는 '달이 온다'라고 표현한다. 시대와 민족, 지역과 문화를 뛰어넘어 여성의 생리는 달과 관련된 단어로 표현되고 있다. 생리 주기가 달의 주기(29.5일)와 겹치는 것은 인류 공통의 여성 리듬인 것이다.

현재 규칙적으로 생리를 하는 여성의 생리 주기를 살펴보면 28일인 경우가 많다. 하지만 지금보다 아주 먼 옛날, 지금처럼 인공적인 조명이 별로 없어 밤이 어두웠던 1940년의 통계를 보면 30일 주기가 많았고, 1941년의 조사를 보면 28일 주기는 3%에 불과했다. 또한 1960~1980년대의 해외 통계를 보면 생리 주기가 달의 주기와 동일한 사람의 약 70%가 보름에 생리, 그믐에 배란을 한다고 나와 있다.

인류가 탄생하고 700만 년이라는 오랜 기간 동안 인간은 집단을 이루며 수렵 생활을 했다. 1971년에 과학저널 《네이처》에 실린 마샤 맥클린톡의 연구에 따르면 기숙사 생활을 하는 여학생은 생리 주기가 같아지는 경향이 있다고 한다. 그래서 인류학자들 사이에서는 농경 시대 이전에는 대부분 그믐에 맞춰 여성들의 생리 주기가 일치했을 것이라는 의견도 있다. 현대에는 인공적인 조명 때문에 밤에도 어둡지 않아 인간 본연의 신체 리듬을 알기가 점점 어려워졌다. 하지만 다른 사람과 함께 생활하는 공동생활이나 낮에는 밝고 밤에는 어두운 본연의 생활에 가까워지면 가까워질수록 우리 몸의 근원적인 리듬이 정확해진다.

혈류가 달의 주기에 많은 영향을 받는 이유는 달이 바로 바다이기 때문이다. 밀려드는 파도, 밀물과 썰물 역시 보름달과 그믐달의 리듬에 맞춰 생겨난다. 산호는 보름날에 산란하고, 바다거북은 밀물과 썰물의 차가 가장 큰 그믐날에 산란한다. 바다를 근원으로 하는 혈류에 달의 영향을 강하게 받았던 태고의 기억이 남아 있기 때문일 것이다.

'바다는 생명의 어머니'라는 말이 있는데, 혈류는 말 그대로 생명을 키우는 바다 그 자체다. 아기가 엄마의 혈액을 통해 산소와 영양분을 전달받는다는 사실은 이미 알고 있을 것이다. 하지만 그뿐만이 아니다. 정자와 난자가 만나 수정이 이루어지면 아기는 엄마의 배 속에 있는 양수 속에서 자라게 되는데, 양수는 임신이 되자마자 엄마의 혈액으로 만들어진다. 혈액 속에 있는 수분이 빠져나와 투명한 원시의 바다가 만들어지는데, 이것이 바로 양수의 시초인 것이다.

엄마는 아기에게 혈액을 통해 생명을 전달한다. 인간은 태어나기 전부터 양수라는 바다와 함께한다. 그리고 세상에 나와서도 일생 동안 혈액이라는 원시의 바다가 몸속을 흐른다. 또한 수정에서 출산 예정일까지는 보통 268일이 걸리는데, 이것은 달의 주기인 29.5일의 약 9배로, 만약 보름에 수정이 이루어졌다면 출산 예정일도 보름날이 된다.

혈류는 우리 몸속에 존재하는 바다 그 자체다. 여성의 몸에는 생리 주기를 통해 바다와 달의 관계가 깊게 남아 있다. 생명을 잉태하고 다음 세대에 전달하는 힘은 바로 혈류의 힘, 여성이 가진 힘이다. 한방 의학에서 전해 내려오는 "여자는 혈을 근본으로 한다"라는 말 역시 이러한 사실을 의미하는 것이다.

철분 부족은
부정적인 감정을 발생시킨다

혈류량이 줄어들면 우울, 불안, 짜증과 같은 부정적인 감정을 자주 느끼게 된다. 그 이유는 뇌로 가는 혈액이 부족하기 때문이다. 앉아 있다가 갑자기 일어섰을 때 어지러움을 느낀 경험이 있는가? 그것은 일시적으로 뇌로 가는 혈류량이 부족해져서 나타나는 현상이다.

일시적인 부족이라면 잠시 휘청거리고 말지만, 만성적으로 뇌의 혈류가 나빠지면 뇌가 정상적으로 활동하지 못하게 되어 뇌에 심각한 영향을 미치게 된다. 기분이 자주 가라앉고 기억력도 나빠지는 등 감정이나 기억과 관련된 기능에도 문제가 생겨 우울증이나 치매가 발생한다.

우울증은 치료를 해도 재발하는 사람이 있는데, 재발했을 때의 뇌 혈류를 검사해보면 혈류가 급격히 나빠진 사실을 확인할 수 있다. 뇌와 혈류가 이처럼 깊은 관련이 있는 이유는 무엇일까?

뇌는 우리 몸에서 정보를 처리하는 매우 중요한 기관이지만, 무게는 1.2kg 정도에 불과하다. 몸무게가 50kg인 사람의 경우, 뇌는 전체 몸무게의 약 2%밖에 되지 않는다. 전체 몸무게의 2%에 불과한 뇌가 폐로 들이마신 산소의 25%를 사용한다. 그리고 많은 양의 산소를 운반하기 위해 전체 혈액의 15%가 뇌에 집중되어 있다. 뇌가 활동하기 위해서는 많은 양의 혈액을 통해 산소와 뇌에 필요한 영양분인 포도당이 제대로 전달되어야 한다. 혈류가 멈추면 단 10초 만에 의식을 잃고 3분 만에 뇌세포가 죽기 시작한다.

혈류량 부족의 대표 증상인 빈혈은 실제로 마음에 심각한 악영향을 미친다. 우울증과 거의 동일한 증상이 나타나기 때문에 우울증으로 착각하는 사람들이 많은데, 알고 보면 우울증이 아니라 빈혈인 사람이 많다. 이런 현상이 발생하는 원인은 혈류량이 부족하면 뇌로 가는 산소가 부족해져서 뇌의 기능이 저하되기 때문이다. 빈혈도 심각하지만, 이보다 더 심각한 문제가 또 하나 있다. 혈류량이 부족하면 행복감을 느끼지 못하게 된다는 사실이다.

뇌 속에는 감정이나 정신과 관련된 호르몬이 있다. 바로 정신을 안정시키고 행복감을 느끼게 하는 행복 호르몬 '세로토닌', 향상심과 동기를 유발하는 동기 유발 호르몬 '도파민', 어떤 일에 대한 의욕의 원천이 되는 의욕 호르몬 '노르아드레날린'이다. 이 세 가지 호르몬은 3대 신경전달물질이라고도 불리는 매우 중요한 호르몬으로, 어느 하나라도 부족해지거나 균형이 깨지면 바로 마음의 상태에 문제가 생긴다. 생리 전에 기분이 가라앉거나 지꾸 부정적인 생각을 하게 된다는 여성들이 많은데, 이것은 일시적인 세로토닌 부족 때문이다.

앞에서 말한 세 가지 호르몬을 만들기 위해서는 철분이 필요하다. 철분이 부족하면 이들 호르몬이 만들어지지 않으므로 행복감을 느낄 수 없고, 동기 유발도 되지 않으며 의욕도 생기지 않는다. 긍정적인 생각이나 식사법으로 뇌의 행복 호르몬을 증가시킬 수 있다는 주장도 있지만, 철분이 부족하면 이러한 노력도 아무런 효과가 없다. 아무리 애를 써도 마음을 주관하는 호르몬을 만드는 일 자체가 불가능하기 때문이다.

우리 몸에서 가장 많은 철분을 함유하고 있으며 뇌에 전달하는 역할을 하는 것이 바로 혈액이다. 철분 결핍성 빈혈은 물론이고, 빈혈 검사 수치상으로는 빈혈이 아니더라도 혈액 내 철분이 부족한 '잠재성 철분 결핍'인 사람도 아주 많다. 의욕이 없고 불안감을 느끼며 쉽게 화가 나는 부정적인 감정은 혈류가 나빠서 생기는 증상이다. 혈류가 나빠서 생기는 감정에는 몇 가지 특징이 있는데, 그중 하나가 부정적인 감정을 일으키는 원인이 없거나 불명확하다는 사실이다. 뚜렷한 원인이 없는데도 의욕이 떨어지고 불안, 짜증과 같은 감정에 휩싸이는 것이다.

'일이 잘 풀리지 않아 의욕이 떨어진다', '금전적인 문제에 부딪혀서 불안감을 느낀다', '남자 친구와 다퉈서 화가 난다'처럼 원인이 있다면 큰 문제가 아니다. 무언가 명확한 원인이 존재하는 감정이라면 원인을 해결하기 위한 노력이라도 할 수 있기 때문이다. 하지만 자신도 이유를 알 수 없는 감정은 대처할 방법이 없어 그저 괴로울 뿐이다. 이런 감정은 자신의 잘못이 아니라 혈류가 나쁘기 때문이다.

'기분을 바꿔보려고 아무리 노력해도 기분이 좋아지지 않는다', '성격을 고쳐보려고 해도 바뀌지 않는다', '모든 일이 자신의 생각대로 되지 않는다', '본심은 그렇지 않은데 자꾸 다른 사람에게 상처를 주게 된다'도 역시 성격이 나빠서가 아니다. 노력이 부족해서도 아니다. 그저 혈류가 나쁜 것뿐이다. 그러니 혈류만 개선하면 모두 해결된다.

5만 건의 상담을 통해 깨달은
몸과 마음의 관계

나는 지금까지 5만 건에 달하는 상담을 진행했다. 5만 건이라는 숫자는 환자들의 현재 상황이나 증상을 자세히 듣고 체질이나 몸 상태의 변화를 살펴보며 쌓은 경험의 수이다. 5만 건의 상담을 통해 혈류가 몸과 마음에 큰 영향을 미친다는 사실을 절실하게 깨달았다.

처음으로 혈류의 중요성을 깨닫게 해준 사람은 당시 30세였던 환자 N 씨다. 다이어트 상담을 받기 위해 찾아왔는데, 우울증 때문에 회사를 휴직하고 정신건강의학과에서 처방하는 우울증 치료제를 복용하고 있었다. 약의 부작용 때문인지 체중이 20kg나

늘어서 살을 빼고 싶다고 생각하면서도 먹는 것을 도저히 멈출수가 없다고 했다. 모든 일에 의욕이 없으며 휴직했다는 사실에 자책감을 느끼고 있었다. 다시 회사에 복귀하고 싶은 마음은 있지만, 밤에는 불면증으로 잠을 자지 못하고 낮에는 온종일 나른하고 멍한 상태로 하루를 보낸다고 했다.

일주일에 한 번씩 상담을 진행했는데, N 씨는 매주 상담을 할 때마다 참지 못하고 과자를 먹어버린 일, 운동을 하지 않고 게으름 피웠던 일, 과식했던 일 등 부정적인 이야기만 계속했다. 환자 본인도 기분이 우울하겠지만, 이야기를 듣는 입장에서도 솔직히 힘이 들었다. 그러던 중 N 씨로부터 생리가 불규칙하다는 이야기를 듣고 우선 혈액량을 늘리기로 했다.

'자궁은 혈의 바다'라는 말이 있을 정도로, 혈액이 충분해야 자궁과 난소 기능이 정상적으로 이루어진다. 생리 문제를 해결하기 위해 혈액량을 증가시키고자 했을 뿐인데, 결과적으로 극적인 효과가 나타났다. 항상 어두운 표정이었던 그녀의 얼굴에 미소가 보이기 시작한 것이었다. 자신감이 부족해서 항상 고개를 숙이고 주뼛주뼛한 태도로 말하던 그녀가 똑바로 정면을 응시하며 말을 하게 되었다. 눈에 힘도 생겼다. 보고 있는 내가 다 기쁠 정도였다. 그 정도로 극적인 변화였다.

표정에 변화가 생긴 동시에 생리가 규칙적이 된 것은 물론, 식사량을 줄이고 운동을 하는 등 자기 자신을 스스로 조절할 수 있게 되었다. 그 결과 다이어트도 성공했다. 게다가 꿈만 같았던 회사 복귀도 이루어졌다.

M 씨의 경우도 인상적이었다. M 씨는 한 달 중에 3일 이상을 생리통에 시달렸고 생리 전에도 일주일 이상 몸 상태가 좋지 않아 회사에 자주 휴가를 내야만 했다. 친구가 만나자고 해도 피곤하다는 이유로 매번 거절하기 일쑤였다. 생리통을 완화시키는 약도 먹어보았지만, 효과는 전혀 없고 부작용으로 고생만 했다. 고등학생 때부터 생리 때문에 너무나 괴로운 생활을 하고 있다며 상담실을 찾아왔다.

M 씨의 말을 빌리자면, '자기 의지 5%'의 생활이었다. 생리통이나 컨디션 악화로 인해 자기 생각대로 되는 일이 거의 없다고 했다. 집에 틀어박혀 누워 있기만 하는 생활이 아니라 친구와 함께 여행도 다니며 즐겁게 지내고 원하는 일을 하며 살고 싶었다. 그런데 그녀가 원하는 대로 할 수 있는 것은 인생에서 겨우 5%밖에 없었다.

치료를 통해 혈류량이 늘어나자, 생리통이 조금씩 나아지고 생리 전에 나타나는 불편한 증상들도 사라졌다. 그 결과 목소리도 점점 밝아지고 대화 내용에도 변화가 생겼다. 지금까지는 회사에 대한 불만, 현재 생활에서 느끼는 불안 등에 관한 이야기가 대부분이었는데, '외출이 가능해졌다', '친구와 만나 밥도 먹었다'라며 화제가 점점 밝아졌다. 그리고 '자기 의지'도 60%까지 높아졌다.

지금까지 하던 일을 정리하고 새로운 일을 찾으려는 적극적인 태도까지 생겨났다.

휴직, 우울증, 생리불순이나 생리통, 비만 등은 언뜻 보면 상관없는 문제처럼 보이지만 그렇지 않다. 모든 문제가 혈류라는 끈으로 연결되어 있기 때문이다. 혈류 악화로 인한 까다로운 문제들은 동시에 발생한다. 그렇게 되면 세상의 모든 불행이 한꺼번에 찾아온 것처럼 느껴져 혼란에 빠지기 쉽다.

문제가 생길 때마다 그 증상만 해결하려고 하거나 조금이라도 고통을 줄이기 위해 눈앞에 보이는 문제부터 개선하려고 노력한다. 그런데 아무리 노력해도 효과는 없고, 점점 노력하는 것조차 포기하게 되는 악순환에 빠지고 만다. 문제의 원인, 가장 근본적인 이유가 무엇인지를 알아야 한다. 그리고 대부분의 경우, 모든 문제를 해결하는 결정타는 바로 혈류를 개선하는 것이다.

혈류량을 늘리면
몸도 마음도 건강해진다

혈류량 부족이 몸과 마음에 문제를 일으킨다는 사실을 이야기했다. 혈류 개선을 위해 구체적으로 어떻게 해야 하는지 궁금해하는 독자들이 많을 것이다. 물론 혈류는 직접 눈으로 보고 확인할 수 있는 것이 아니다. 그렇다면 매번 병원에서 혈액 검사를 받아야만 알 수 있을까?

몸과 마음의 상태로 혈류 상태를 간단하게 판단할 수 있는 방법이 있다. 한방 의학에서 말하는 '체질'이 바로 그것이다. 한방에서는 체질을 판단하여 환자에게 사용할 한방약이나 개선해야 할 생활 습관을 결정한다. 다양한 체질이 있지만, 혈류 상태를 알 수 있는 체질은 '기허(氣虛)', '혈허(血虛)', '기체어혈(氣滯瘀血)' 세 가지다. 뒤에서 더욱 자세하게 설명하겠지만, 각각 '혈액을 만드는 힘이 저하됨', '혈액량이 부족함', '혈액 순환이 원활하지 않고 정체됨'을 의미한다. 체질을 알면 혈류의 상태는 물론, 원인과 해결 방법에 관한 모든 것을 알 수 있다. 혈류가 나빠지게 된 원인만 알면 치료는 간단하다. 해결 방법 역시 생활 속에서 손쉽게 실천 가능하다.

지금까지 좀처럼 해결되지 않는 몸과 마음의 문제로 괴로워했을지 모른다. 하지만 단지 해결 방법을 몰랐던 것뿐이다. 자신의 혈류 상태를 바로 알고 개선을 통해 혈류가 좋아지면 몸도 마음도 저절로 좋아진다. 인간은 원래 몸도 마음도 건강한 상태로 되돌아가려는 본성이 있기 때문이다.

한번 곰곰이 생각해보자. 몸 상태가 좋을 때 기분도 좋아지지 않는가? 몸 상태가 나쁘면 기분도 가라앉지 않는가? 몸과 마음은 별개의 문제 같지만, 결국 하나나 마찬가지다. 그래서 따로 떨어뜨려 생각할 수 없다. 몸과 마음의 상태는 서로 영향을 주고받는다. 마음은 공중에 떠다니는 것이 아니라 항상 몸과 함께한다. 마음을 담는 그릇인 몸이 건강해지면 자연히 마음의 상태도 좋아진다. 그 기본이 되는 것이 바로 혈류다.

혈류를 개선하자. 몸 상태가 좋아지면 하루하루가 즐거워진다. 하루하루가 즐거워지면 마음도 항상 평온해진다. 지금 어떤 문제 때문에 괴로워하고 있다고 해도 괜찮다. 우리의 몸은 매우 정직하다. 방법이 정확하면 반드시 효과가 나타난다. 혈류의 기능을 바로 알고 올바른 방법으로 혈류의 문제를 개선하면 누구든 좋은 결과를 얻을 수 있다. 혈류량을 늘려 몸과 마음의 건강을 되찾자.

'만들기, 늘리기, 순환시키기'로 혈류가 좋아진다

혈류 개선을 위해서는 우선
혈류가 나빠지는 진짜 원인을 알아야 한다.
혈류가 나빠지는 원인을 알지 못하면
혈류 개선은 불가능하다.

체질을 바꾸면
혈류가 좋아진다

아침에 일어나기 힘들고 자고 일어나도 피곤이 가시지 않는다. 낮에는 멍한 상태로 매사에 의욕이 없다. 밤에는 자고 싶어도 잠이 오지 않아 짜증이 난다. 몸이 차갑고 생리통이 심하다. 몸 상태가 좋지 않으니 나쁜 생각만 들고 입에서 나오는 말도 전부 부정적인 말들뿐이다. 건강에 좋다는 온갖 방법을 시도해보아도 효과는 그때뿐, 금세 상태가 다시 나빠진다. 이런 악몽 같은 사이클에서 벗어나 항상 웃으며 행복해질 수 있는 방법은 단 한 가지다. 몸의 근간인 혈류를 바로잡으면 된다. 단기간에 효과가 나타나는 아주 간단한 방법이다.

혈류 개선을 위해서는 우선 혈류가 나빠지는 진짜 원인을 알아야 한다. 혈류가 나빠지는 원인을 알지 못하면 혈류 개선은 불가능하다. 원인을 모르면 그 어떤 노력도 증상 개선에 아무런 도움이 되지 않는다. 혈류가 나빠지는 진짜 원인은 다음과 같다.

① 혈액이 만들어지지 않는다.
② 혈액량이 부족하다.
③ 혈액 순환이 원활하지 않다.

위의 세 가지 원인은 ①부터 ③의 순서로 발생한다. 우선 혈액이 제대로 만들어지지 않으면 혈액량이 부족해지고, 혈액량이 부족하면 혈액 순환이 원활하게 되지 않는다. 우리를 괴롭히는 문제의 원인인 혈류 악화는 도미노처럼 차례대로 발생한다. 그러므로 혈류 개선은 문제의 원인에 맞춰 순서대로 진행해야 한다. 혈액이 잘 만들어지지 않는 사람은 혈액 순환을 위해 아무리 노력해봤자 소용이 없다는 뜻이다. 혈류가 나쁘면 여러 가지 병에 걸리기 쉬운데, 각각의 원인은 한방 의학에서 말하는 체질과 밀접한 관련이 있다.

① 혈액이 만들어지지 않는 사람 ⇨ 기허 체질
② 혈액량이 부족한 사람 ⇨ 혈허 체질

③ 혈액 순환이 원활하지 않은 사람 ⇨ 기체어혈 체질

일반인에게는 생소한 용어일지도 모르지만, 한방 의학에서는 체질을 분류하는 데 아주 기본적인 용어다. 그리고 이런 체질은 몸과 마음에 심각한 문제를 일으키는 체질이기도 하다. 상담 과정에서 자신의 체질을 알게 되면 환자들은 대부분 표정이 어두워진다. 하지만 치료를 담당하는 입장에서는 환자의 다양한 질환과 문제의 원인을 알게 되어 해결 방법이 보이기 시작했다는 의미가 된다. 원인을 알아야 문제를 해결할 수 있기 때문이다.

환자들이 고민하는 대부분의 증상은 병원에 가도 낫지 않는다. '병'이 아니라 병의 직전 단계인 '미병' 상태이기 때문이다. 병이 아니기 때문에 스스로 해결할 수밖에 없고, 얼마든지 스스로 개선이 가능하다. 혈류를 나쁘게 만드는 세 가지 체질을 순서대로 해결하면 혈류가 좋아질 뿐만 아니라 체질 자체가 개선된다. 혈류를 개선하면 모든 문제가 해결된다는 것도 바로 이 때문이다. 혈류량 증가는 불편한 증상만을 완화하는 대증 요법적인 치료가 아니라 문제의 원인을 개선하는 근본적인 치료다.

대부분의 환자가 한방 의학의 다양한 체질 중에서 기허, 혈허, 기체어혈, 이 세 가지 체질에 집중된다. 게다가 한 명에게 한 가지 체질만 나타나는 것이 아니라 보통 두세 가지 체질이 함께 나타난다. 이 세 가지 체질을 개선하면 질환이나 문제가 해결된다.

기허·혈허·기체어혈 체질을 개선하는 것, 즉 혈류의 개선이야말로 질환을 근본적으로 해결하는 열쇠다. 지금부터 세 가지 체질을 하나씩 자세히 살펴보자.

혈액이 만들어지지 않는 '기허 체질'

혈액량이 부족하고 혈류가 악화되는 근본적인 원인은 혈액이 만들어지지 않기 때문이다. 한방 의학에서는 혈액이 잘 만들어지지 않는 체질을 '기허 체질'이라고 한다. 혈액이 만들어지지 않는 이유는 무엇일까? 그 이유는 바로 위장 때문이다.

위장이 약해지면 영양소를 제대로 흡수할 수 없다. 혈액의 원료 자체가 체내로 들어오지 못하게 되는 것이다. 위장 기능의 중요성은 동물의 몸이 진화된 과정을 통해서도 알 수 있다. 인간의 몸에는 간, 심장, 신장, 폐 등의 여러 장기가 있지만, 가장 처음에 만들어진 장기는 바로 소화를 담당하는 장(腸)이다.

섭취한 음식물로부터 에너지를 얻어 살아가는 것이 동물의 원초적인 특징이다. 인간의 몸은 섭취한 음식으로 만들어진다. 물이나 음식물 등 신체를 구성하는 모든 물질은 위장을 통해 체내에 흡수된다. 위장이 건강하지 못하고 약하다는 것은 무엇을 먹어도 소화 흡수되지 않는다는 의미다. 이러한 사실은 혈액에만 국한되는 이야기가 아니다. 영양제나 건강식품을 먹어도 별로 효과를 보지 못한 대부분의 경우는 위장 기능이 약해져서 제대로 흡수되지 않았기 때문이다. 위장의 힘이 약해진다는 것은 생명력의 원천이 약해진다는 의미다.

또한 한방에서는 위장과 함께 소화 기능을 담당하는 장기를 '비장(脾臟)'이라고 하는데, 비장은 혈액을 생산하는 공장이나 마찬가지다. 실제로 혈액을 만드는 한방약을 처방할 때, 위장의 기능을 도와주는 생약이 상당히 많이 들어간다.

'단전(丹田)'이라는 단어를 들어본 적이 있는가? 단전은 장이 들어 있는 하복부의 배꼽 아래에 있는 부위로서 전신의 기 에너지가 발생하고 힘이 모이는 곳이다. 무술이나 운동을 할 때도 단전에 정신을 집중하면 힘이 강해진다. 단전은 '붉을 단(丹)'과 '밭 전(田)'이라는 한자를 사용하여 붉은 피가 만들어지는 곳이라는 뜻도 있다. 선조들이 이미 오래 전부터 위장이 혈액을 만드는 데 중요한 역할을 한다는 것을 알고 있었다는 사실이 놀라울 따름이다. 마크로비오틱(macrobiotic, 제철 음식을 뿌리부터 껍질까지 통째로 먹는 식사법)이나 단식 등 음식과 관련된 건강법이 주목을 받는 것도 위장의 힘을 중요하게 생각하기 때문이다.

상담 과정에서 실제로 체질을 검사해보면, 압도적으로 많은 환자들이 혈액이 잘 만들어지지 않는 기허 체질이다. 다음 항목을 체크하며 스스로 체질을 확인해보자. 해당하는 항목이 2개 이상이면 약간 기허 체질, 4개 이상이면 기허 체질이라고 생각하면 된다.

기허 체질 체크

☐ 쉽게 지친다.

☐ 감기에 자주 걸린다.

☐ 다리가 자주 붓는다.

☐ 화장실에 자주 간다.

☐ 자주 숨이 찬다.

☐ 변이 묽고 설사를 한다.

☐ 냉증이 있다.

☐ 목소리가 작다.

☐ 자주 체한다.

☐ 배가 부를 때까지 먹는다.

☐ 신진대사가 활발하지 않다.

☐ 아침에 입맛이 없다.

☐ 의욕이 없다.

☐ 결심한 일이 작심삼일로 끝나는 경우가 많다.

기허 체질의 신체적 특징은 위장 기능의 저하다. 혈액뿐만 아니라 에너지도 만들어지지 않으므로 쉽게 지치고 무기력하다. '잘 먹지 못하니 분명 말랐을 거야'라고 생각하기 쉽지만, 기허 체질은 매우 상반된 양상을 보인다. 아무리 먹어도 살이 찌지 않는 마른 체형도 있고 아무리 적게 먹어도 살이 찌는 비만 체형도 있다. 전자는 위장이 약해서 영양소가 충분히 흡수되지 않기 때문이고, 후자는 위장이 약해서 에너지를 만들어내지 못해 신진대사가 떨어지기 때문이다.

기허 체질의 심리적 특징은 의욕이 없다는 것이다. 결심한 일이 작심삼일로 끝나거나 문제를 적극적으로 해결하려는 의지가 금세 약해진다. 음식으로부터 에너지를 얻지 못해 기력이 부족한 탓도 있지만, 또 다른 원인은 위장과 뇌가 서로 연결되어 있기 때문이다.

동물의 진화 과정에서 장이 가장 먼저 만들어졌다는 사실은 이미 앞부분에서 설명했다. 인간의 진화 과정 역시 음식물의 섭취가 가장 근본적인 문제였다. 처음에는 입과 장밖에 없었지만, 섭취한 음식물의 영양분을 더욱 효율적으로 흡수하기 위해 위와 췌장, 쓸개와 같은 소화기관이 만들어졌고 먹잇감을 좀 더 쉽게 얻기 위해 촉각과 눈, 코 등의 감각기관이 발달했다. 그리고 이러한 장기와 감각 기관을 적절히 사용하기 위해 신경이 발달하고 뇌가 만들어졌다.

장에서 시작되어 뇌가 만들어졌으므로 앞에서 설명한 행복 호르몬(세로토닌), 동기 유발 호르몬(도파민), 의욕 호르몬(노르아드레날린)은 모두 장에도 존재한다. 현대 의학적으로도 장과 뇌가 깊은 관련이 있다는 '뇌장상관(腦腸相關)'의 비밀이 점차 밝혀지고 있다. 위장이 약한 기허 체질을 개선하면 뇌 내 호르몬의 균형이 좋아지고 의욕이 솟아나게 된다.

혈류량을 늘려서 건강을 되찾고자 할 때는 먼저 기허 체질을 개선해야 한다. 위장이 건강해져야 혈액이 만들어진다. 혈액이 만들어지면 점점 의욕이 생겨 문제 해결에 훨씬 적극적이 된다. 그렇게 되면 혈액이 점점 더 많이 만들어져서 몸 상태가 더욱 좋아지고, 더욱더 의욕이 생기는 선순환이 시작된다.

혈액이 부족한
'혈허 체질'

혈액이 부족한 상태를 한방에서는 '혈허 체질'이라고 한다. 기허 체질이 개선되어 혈액이 제대로 만들어지면 자연스럽게 혈액량이 늘어난다. 하지만 여성의 경우에는 그것만으로는 부족하다. 혈액의 원료를 더욱 적극적으로 섭취해야 한다. 왜냐하면 여성은 매달 생리로 인해 혈액이 손실되므로 혈액량이 부족해지기 쉽기 때문이다.

생리로 손실되는 혈액량을 우습게 생각하면 안 된다. 1회의 생리량은 약 200ml, 1년이면 2.2L나 된다. 초경에서 폐경까지를 40년으로 계산하면, 평생 약 50L의 혈액이 손실된다는 놀라운 결과가 나온다. 게다가 출산과 수유까지 생각하면 손실되는 혈액량은 훨씬 더 많아진다.

여성의 힘이란 곧 혈의 힘이다. 그 중요성을 생각하면, '혈액량이 부족하다'는 전제하에 대책을 세워야 한다. 항상 빈혈의 위험성을 안고 있음에도 불구하고 혈액의 원료가 되는 철분은 너무나 부족한 상태다. 뒤에서 더욱 자세히 설명하겠지만, 혈액량을 늘리기 위해서는 혈액의 원료가 되는 양질의 식재료를 적절한 방법으로 섭취해야 한다.

실제로 상담을 받으러 오는 환자 중에는 혈허 상태인 사람이 많다. 여성의 힘인 혈액이 부족하다 보니 부인과 질환에 많이 걸린다는 것도 혈허 체질의 특징 중 하나다. 다음의 항목을 체크하며 혈허 체질인지 아닌지 스스로 판단해보자. 해당하는 항목이 2개 이상이면 약간 혈허 체질, 4개 이상이면 혈허 체질이라고 생각하면 된다.

혈허 체질 체크

☐ 가슴이 두근거린다.
☐ 손톱이 얇고 쉽게 갈라진다.
☐ 건망증이 심하다.
☐ 안색이 창백하고 칙칙하다.

□ 피부가 건조하다.

□ 생리불순이 있다.

□ 탈모가 있거나 흰 머리가 많다.

□ 빈혈이 있거나 앉았다가 갑자기 일어서면 어지럽다.

□ 눈이 침침하고 쉽게 피로를 느낀다.

□ 손발 저림, 근육의 경련이 있다.

□ 불면증이 있거나 잠을 깊이 자지 못한다.

□ 이명이 있다.

□ 자주 불안감을 느낀다.

□ 자신감이 부족하다.

혈허 체질의 신체적 특징은 우선 부인과 질환에 걸리기 쉽다는 점이다. 한방에서는 '자궁은 혈의 바다'라고 하는데, 혈액이 충분하지 않으면 자궁·난소계가 매우 약해진다. 그래서 생리통, 자궁내막증, 불임증 등의 부인과 질환이 있는 경우에는 혈허 체질일 가능성이 높다.

또한 혈허 체질의 경우 노화가 빨라지므로 여성에게는 매우 달갑지 않은 일이다. 한방에서 말하는 '혈'이란 혈액뿐만 아니라 영양분도 포함된 개념으로, 혈액 부족은 곧 몸 전체가 영양 부족 상태라는 의미가 된다. 그렇기 때문에 혈색이 나빠지고 피부가 건조해지며 주름살이 늘어난다. 혈허 상태인 사람은 아무리 값비싼 화장품을 발라도 효과가 없다. 화장품은 피부에 있는 영양분을 활용하여 피부 결을 좋게 하고 노화 방지 효과를 끌어내는 것에 불과하기 때문이다.

혈허 체질의 심리적 특징은 불안감을 자주 느낀다는 점이다. 이유 없이 불안감이 계속되고 눈앞의 문제가 해결되어도 마음이 안정되지 않는다. 몸이 끊임없이 불안을 만들어내고 있기 때문이다. 우리 몸에 존재하는 60조 개의 세포는 혈액을 통해 산소와 영양분을 공급받는다. 혈액이 부족해지면 각각의 세포는 활동에 필요한 물질이 공급되지 않는다는 사실을 감지하고 불안감을 느끼게 된다. 인간의 몸은 세포의 집합체라 할 수 있다. 60조 개의 세포가 생명에 대한 불안감을 느끼면 당연히 세포의 집합체인 인간 역시 막연한 불안감을 느끼게 된다.

간은 우리 몸에서 혈액이 가장 많이 모여 있는 장기로, 한방에서도 '간은 혈을 저장한다'라고 말한다. 간의 기능은 눈과 연결되어 있어서 간에 저장된 피가 부족하면 눈이 쉽게 피곤해지거나 통증이 발생하기도 한다. 그뿐만이 아니다. 정신적으로 '보는 힘'도 약해진다. 이때의 '보는 힘'이란 미래를 내다보는 힘을 말한다. 간에 혈액이 부족한 사람은 미래에 대한 막막함, 불확실한 장래에 대한 불안감으로 늘 괴로워한다. 이러한 불안감은 자신감의 저하로 이어진다. 매사에 불안감을 느끼고 자신감이 떨어지는 이유는 바로 혈액량이 부족하기 때문이다.

혈액량이 늘어나면 부인과 질환과 같은 신체적인 문제도 점점 줄어들고 겉으로 보기에도 아름다워진다. 또한 불안감이 줄어들어 자신감 넘치는 멋진 여성이 될 수 있다. 혈액은 여성의 힘 바로 그 자체인 것이다.

혈액 순환이 원활하지 않은 '기체어혈 체질'

한방에서는 혈액의 흐름이 원활하지 않은 상태를 '기체어혈 체질'이라고 한다. 기허 체질이 개선되어 혈액이 만들어지게 되고 혈액량이 늘어나면 그것만으로도 혈류는 좋아진다. 혈액량 부족이 혈류가 나빠지는 대부분의 원인이기 때문이다. 그런데 실제로는 약한 위장을 튼튼하게 만드는 방법은 탁한 혈액을 맑아지게 하는 효과도 있다. 하지만 혈액량이 늘어나도 혈류가 좋아지지 않는 경우가 있는데, 바로 스트레스가 영향을 미치는 경우다.

스트레스를 받으면 뇌의 시상하부가 자극되어 자율신경을 긴장시킨다. 자율신경이 긴장되면 스트레스 호르몬이 분비되어 온몸의 혈관이 수축된다. 이로 인해 혈액이 원활하게 흐르지 못하게 된다. 기체어혈 체질인 사람은 스트레스에 민감한 경향이 있다. 다음의 항목을 체크하여 해당하는 항목이 2개 이상이면 약간 기체어혈 체질, 4개 이상이면 기체어혈 체질이라고 생각하면 된다.

기체어혈 체질 체크

- □ 입에서 쓴맛이 난다.
- □ 설사와 변비가 반복된다.
- □ 편두통이 잦다.
- □ 목에 무언가가 걸린 느낌이 든다.
- □ 생리 전에 배나 가슴이 당기는 느낌이 든다.
- □ 자주 한숨을 쉰다.
- □ 주름, 주근깨가 많다.
- □ 만성적인 어깨 결림이나 두통이 있다.
- □ 생리통이 심하고 덩어리가 있다.
- □ 얼굴이나 입술 색이 어둡다.
- □ 하지정맥류가 나타난다.
- □ 스트레스에 약하다.
- □ 자주 화가 난다.
- □ 자신의 감정을 조절하기 어렵다.

기체어혈 체질의 신체적 특징은 일반적으로 '혈액 순환이 나쁘다'고 말하는 증상이 나타난다는 점이다. 단, 탁한 혈액 때문에 혈류가 나쁜 것이 아니다. 탁한 혈액은 고혈압을 일으키기 쉽지만 혈류량 부족은 저혈압을 일으키기 쉽다. 혈류량 부족으로 저혈압이 생기는 사람들이 의외로 많다. 고혈압이 있으면 건강 검진 등을 통해 주의하라는 지시를 받지만, 저혈압을 심각하게 생각하는 경우는 별로 없다. 저혈압은 국제적인 진단 기준도 없고 관련 연구도 많지 않다. 하지만 저혈압을 결코 가볍게 생각해서는 안 된다.

저혈압은 아침에 일어나기 힘들고 몸이 무겁게 느껴지는 증상 외에도 어깨 결림, 두통, 어지러움, 이명 등을 일으키기도 한다. 혈액이 탁해서든 혈류량이 부족해서든 모두 혈액 순환이 원활하지 않아서 세포에 혈액이 제대로 전달되지 않기는 마찬가지다. 그렇다고 너무 걱정할 필요는 없다. 혈류량 부족은 앞에서 살펴본 기허·혈허 체질을 개선하면 저절로 좋아진다. 혈액이 제대로 만들어지고 혈액량이 늘어나면 혈액이 잘 돌고 원활하게 흐르게 된다.

기체어혈 체질의 심리적 특징은 쉽게 화를 내거나 자신의 감정 조절에 어려움을 느낀다는 점이다. 게다가 자신의 잘못을 잘 알기 때문에 자책하는 경우가 많다. 특히 기체어혈 체질은 월경전 증후군(PMS, premenstrual syndrome)에 걸리기 쉽다. 생리 전에는 감정이 격해지고 감정을 조절하기가 더욱 힘들어진다. 실제로 생리 전에는 뇌 내의 행복 호르몬인 세로토닌이 일시적으로 감소한다는 사실이 밝혀졌다.

똑같은 일이라도 사람에 따라 스트레스를 받는 정도에 차이가 있다. 다른 사람은 아무렇지 않아 보이는데, 자신만 심한 충격을 받았던 경험이 있는가? 이러한 경우는 시상하부의 반응 정도에 차이가 있기 때문인데, 뇌 내의 행복 호르몬이 증가하면 스트레스를 잘 받지 않게 된다는 사실이 최근 뇌 과학 분야의 연구를 통해 밝혀지고 있다.

혈액이 제대로 만들어져서 혈액량이 늘어나면 뇌 내의 행복 호르몬도 증가한다. 행복 호르몬이 증가하면 스트레스에 강해진다. 그리고 혈관의 긴장이 풀려 혈액 순환이 더욱 원활해지므로 심신의 상태가 점점 건강해지는 선순환이 시작된다.

혈류 개선에 필요한 기간은 단 4개월

지금까지 나쁜 혈류의 원인이 되는 체질을 살펴보았다. 대부분의 경우에는 해당 항목이 가장 많은 한 가지 체질만이 아니라, 여러 가지 체질이 복합적으로 나타난다. 이런 경우에도 우선은 기허 상태의 개선부터 시작해서 혈허, 기체어혈 상태 순서로 개선하는 것이 바람직하다. 혈액이 '만들어지지 않고, 부족하며, 순환되지 않는' 세 가지 체질의 개선은 순서대로 단기간에 실시한다. 여기서 말하는 단기간이란 4개월을 의미하며, 4개월이라는 기간이 필요한 이유는 다음의 두 가지 원인 때문이다.

첫째, 적혈구의 수명 때문이다. 적혈구는 골수에서 생성되어 온몸의 혈관으로 흘러간다. 그리고 노화된 적혈구는 비장에서 파괴된다. 적혈구가 생성되어 파괴되기까지 걸리는 기간이 120일이다. 그러므로 모든 혈액이 새로운 혈액으로 바뀌려면 4개월이 필요하다.

둘째, 여성 리듬을 만드는 난자 때문이다. 혈류와 난자가 무슨 상관이 있다는 것인지 의아하게 생각할 수도 있다. 앞에서도 설명한 바와 같이, '자궁은 혈의 바다'라 할 수 있다. 여성에게 매우 중요한 혈액은 자궁·난소계의 기능을 상징적으로 나타낸다. 혈류의 상태가 좋아야 생리의 상태가 좋아지고, 생리 상태가 좋지 않으면 혈류 상태 역시 좋지 않다. 이러한 생리 리듬의 기초가 되는 난자가 준비되는 데 필요한 기간이 약 4개월이다.

여성의 난자는 태아일 때 이미 다 만들어지고 그 이후에는 생성되지 않는다. 난자는 난자의 창고인 난소에 저장되며, 선택된 난자가 생리 주기에 맞춰 배출된다. 난자가 배출 가능한 상태가 되기까지 4개월이 걸린다는 뜻이다. 하지만 4개월이 지나지 않았다고 아무 변화가 없는 것은 아니다. 몸은 매일매일 꾸준히 변화하고 컨디션도 점차 좋아진다. 무엇보다 생리가 매달 눈에 띄게 달라진다. 누구나 성과가 눈에 보이지 않는 일은 계속하기 어려운 법이다. 그런 점에서 여성은 매우 유리하다. 생리를 통해 눈으로 혈류 상태를 직접 확인할 수 있기 때문이다.

만들기, 늘리기, 순환시키기

효율적인 혈류 개선을 위해서는 반드시 지켜야 하는 원칙이 하나 있다. 그것은 바로 순서를 꼭 지켜야 한다는 사실이다. 혈류를 개선해서 몸의 근간을 바로잡기 위해서는 '만들어지지 않고, 부족하며, 순환되지 않는' 원인을 해결하기 위한 세 가지 단계가 필요하다. 혈액이 제대로 만들어지지 않기 때문에 부족해진다. 부족하기 때문에 원활하게 순환되지 않는다. 지금부터 식사를 개선하여 혈액이 제대로 만들어지도록 하는 방법, 수면을 개선하여 혈액량을 늘리는 방법, 정맥의 혈류를 개선하여 혈액 순환을 원활하게 하는 방법을 소개할 텐데, 순서대로 차근차근 실천해보기 바란다.

　가장 시급한 일은 혈액이 제대로 만들어지지 않는 기허 체질의 개선이다. 뒤에서 더 자세히 설명하겠지만, 아침에 배고픔이 느껴지면 기허 체질이 개선되었다고 볼 수 있다. 이는 위장이 건강해졌다는 증거이기 때문이다. 위장이 건강하지 않으면 혈액이 제대로 만들어지지 않는다.

　혈허 체질을 개선하기 위한 한방약에는 위에 부담이 되는 재료가 많이 들어가는데, 위장이 튼튼하지 못하면 위의 통증이나 속이 더부룩한 부작용이 나타나고 증상이 악화되기도 한다. 나이가 들면서 점점 고기를 먹고 싶은 마음이 사라지는 것도 위장 기능이 약해지기 때문으로, 소화 기능의 저하 = 기허 체질이라고 볼 수 있다. 대부분의 사람은 나이가 들면서 점점 기허 체질로 변해간다.

　기허 체질이 개선되었다면 그다음은 혈액량이 부족한 혈허 체질의 개선이다. 밤에 꿈을 꾸는 횟수가 줄어들고 아침에 일어나서 몸이 개운하다면 혈허 체질이 개선되었다고 볼 수 있다. 혈액량이 부족한 상태에서 혈액 순환을 위한 운동을 하게 되면 두통이나 어지럼증, 앉았다가 일어날 때 갑자기 현기증을 느끼게 될 위험이 있다.

　혈허 상태를 개선하지 않고 한방약이나 영양제를 복용하면 효과가 없을 뿐만 아니라 부작용이 나타나는 경우도 있다. 사실 혈허 체질을 개선하는 단계가 시간이 가장 오래 걸린다. 앞에서 설명한 바와 같이, 적혈구의 수명이 120일(4개월)이므로 혈액량이 늘어나기 위해서는 이만큼의 시간이 필요하기 때문이다. 단, 120일 동안 식사와 수면을 개선하면 혈액이 점차 생성되고 양이 증가하므로 혈액량이 최대로 늘어나기를 기다리기보다는 도중에 기체어혈 체질 개선을 병행하는 것이 좋다.

만들어지지 않고, 부족하고, 순환되지 않는 문제가 해결되면 스트레스에도 강해지므로 심신의 건강 상태가 동시에 좋아진다. 나는 대체로 한 달 간격으로 식사 개선, 충분한 수면과 같이 한 가지씩 주제를 정해서 치료를 진행하고 있다.

이 책을 읽는 독자 역시 차례대로 하나씩 꾸준히 실천하는 방법을 권하고 싶지만, 아무래도 혼자서는 도중에 그만두기가 쉽다. 그래서 첫 주에는 Part 3을 집중적으로 실천하여 위장을 튼튼하게 만든 후 2주째에 Part 4의 수면 개선 방법을 추가하고 3주째부터 Part 5의 운동법을 추가해나가면서 단계를 높이는 방법을 추천한다. 이렇게 4개월 동안 집중적으로 혈류 개선 생활을 실천하는 것이 이상적인 방법이다.

체질 개선의 순서를 무시하면 효과가 없다. 몸이 건강해지지 않을 뿐만 아니라 더 나빠질 위험도 있다. 지금까지 어떤 방법도 효과를 보지 못했다는 사람들이 있는데, 모든 방법이 효과가 없는 사람은 없다. 그런 경우는 대부분 '만들어지지 않고, 부족하고, 순환되지 않는' 몸의 상태를 무시했기 때문이다. 만약 지금까지 시도해본 건강법으로 아무 효과를 보지 못했다면, 그 이유는 단지 순서가 잘못되었기 때문이다. 순서만 지키면 누구나 건강해질 수 있다.

4개월 만에
몸도 마음도 새로워진다

사람들은 효과가 빨리 나타나기를 기대하기 마련이다. 3일 만에 또는 일주일 만에 효과가 나타나기를 바란다. 그 마음은 충분히 이해한다. 어쩌면 4개월이라는 시간이 길게 느껴질 수도 있다. 하지만 평생 함께할 내 몸의 근간을 바로잡는 방법을 익히는 기간이다. 길고 긴 인생에서 4개월이라는 시간을 생각해보자. 그리 긴 시간은 아니지 않을까? 그리고 4개월이라는 시간에는 또 다른 의미가 있다.

예전에 일본 최고의 순례길이라고 불리는 와카야마 현의 구마노고도(熊野古道)를 걸은 적이 있다. 그때 소원이 이루어진다는 것의 의미에 대해 어렴풋하게나마 깨달음을 얻었다. 지금과는 달리, 옛날에 교토에서 구마노까지 참배를 하러 다녀오려면 왕복한 달이 걸렸다. 황족이나 귀족, 또는 금전적인 여유가 있는 사람이라면 몰라도 서민이 한 달이나 걸려 여행을 한다는 것은 쉽지 않은 일이다. 한 달분의 여비, 생활비, 또는 남은 가족들에게 필요한 돈까지 마련해야 했다. 또한 치안이 좋지 않았던 당시에는 산적이나 도적을 만나게 될 위험도 있으므로 큰 각오가 필요했을 것이다.

사람들은 단순히 경치를 보고 즐기기 위해서가 아니라 오직 소원을 이루기 위한 간절한 마음 하나로 구마노로 향했다. 옛날 사람들이 걸었던 구마노고도를 한 걸음 또 한 걸음 걷고 또 걸으며 깨달았다. '기적, 소원이 이루어진다'는 것은 한 걸음 한 걸음 걸어 목적지에 도달하듯 간절한 마음을 차곡차곡 쌓아간다라는 것이다.

어머니의 병이 낫기 바라는 마음, 아기가 생기기 바라는 마음, 행복해지기 원하는 마음…. 사람들은 저마다 소원이 이루어지기 바라며 길을 떠나기 전 준비 단계에서부터 왕복 한 달에 달하는 여행 기간 내내 자신의 소원을 떠올리고 지나간 일을 되돌아보며 앞으로의 다짐을 생각했을 것이다. 옛날 사람들은 그렇게 하루하루 걸으며 소원을 빌었다. 소원이 이루어지고 기적이 일어나는 것은 하늘의 은혜가 아니라 스스로 이루어낸 것이 아닐까?

예로부터 전해 내려오는 소원을 이루기 위한 방법들은 모두 마음을 담아 오랜 기간 계속하는 것이다. 단순히 영험 있는 장소에 가는 것보다도 계속해서 소원을 비는 행위 자체에 의미가 있다. 매일매일 소원을 떠올리며 생활과 행동을 변화시키기 위한 옛 선조들의 지혜가 담긴 전통이다.

한방 상담도 마찬가지다. 상담할 때 처음에는 반드시 직접 방문하도록 하고 있다. 오사카나 도쿄, 또는 오키나와나 홋카이도처럼 먼 곳에 사는 환자도 처음에는 꼭 이즈모까지 직접 찾아와야 한다. 전에는 전화 통화만으로 약을 지어 보낸 경우도 있었다. 하지만 전화 통화만 하고 약을 받아 복용한 환자보다 직접 방문해서 상담을 받은 환자들에게 압도적으로 좋은 결과가 나타났다. 임신 성공률을 예로 들면 3배나 차이가 났다.

처음에는 그 차이에 매우 놀랐지만, 환자들의 이야기를 들으며 그 이유를 알게 되었다. 환자들은 모두 바쁜 생활 속에서 힘들게 시간을 내거나 어렵게 휴가를 내어 방문한다. 일부러 시간을 쪼개어 이곳까지 오는 행위 자체가 지금까지의 생활을 되돌아보는 계기가 되기도 하고 부부의 대화 시간이 되기도 하며 일상에서 탈피하여 기분 전환이 되기도 한다. 그러한 마음가짐으로 혈류 개선 방법을 하나하나 착실하게 실천했기 때문에 좋은 결과를 얻을 수 있었던 것이다. 그저 인터넷으로 쇼핑하듯 가볍게 시작하는 것보다 시간과 노력을 투자해서 자신이 원하는 바를 확실하게 정하고 시작하는 것이 3배나 좋은 효과를 낸 것이다. 구마노고도를 걸으면서 느낀 점은 마음과 정성을 다할 때 비로소 의미가 있다는 사실이었다.

몸이 바뀌는 데 4개월이 걸린다. 그러나 이 4개월을 단순히 몸의 변화를 기다리는 기간으로 보내지 말고 자기 자신을 변화시키는 시간으로 만들자. 이제부터 몸의 건강을 바로잡아 혈액을 만들고, 늘리고, 순환시키기 위한 방법을 소개한다. 단순한 건강 비결로 여기지 말고 자신의 목표를 확실하게 정하고 온 마음을 다해 실천하기 바란다. 스스로 노력한 결과는 결코 자신을 배신하지 않는다. 목표를 확실하게 정하고 그 목표를 이루기 위해 혈류량을 증가시키자. 그러면 4개월 후 반드시 몰라보게 달라진 자신과 만날 수 있다.

혈액이 제대로 만들어지는 식사법

인간의 몸은 섭취한 음식물로 만들어진다.
혈액 역시 마찬가지다. 지금까지의 식생활이 자신의
혈류 상태를 만들어낸 것이다. 가장 중요한 식사 개선을 통해
자신을 괴롭히던 문제들을 날려버리자.

하루 리듬이
체질을 만든다

한방 상담을 진행할 때 체질이나 증상의 확인보다 중요한 것이 있다. 바로 생활 방식을 확인하는 일이다. 일어나는 시간 및 잠자리에 드는 시간은 물론이고 식사 시간, 섭취하는 음식, 간식 등에 관해 상세하게 물어보는데 대답하기 어려워하는 환자도 있다.

"아침 식사는 무얼 드시나요?"

"아침 안 먹는데요."

"커피만 마십니다."

"저녁 식사는 어떻게 드십니까?"

"밤 10시쯤 먹습니다."

"편의점에서 대충…."

대화를 나누다가 서로 얼굴을 쳐다보며 쓴웃음을 짓는 경우도 많다.

"아침에는 가볍게 요구르트와 과일 등을 먹어요."

"건강을 생각해서 채소 위주로 먹고 고기는 거의 먹지 않습니다."

"샐러드를 많이 먹으려고 신경 쓰고 있어요."

이처럼 자신 있게 대답하는 환자들도 있지만 사실 이러한 식사 방법은 그다지 추천하는 방법은 아니다. 환자들의 대답을 들어보면 혈류 악화의 원인이 보이기 시작한다. 질환이나 건강상의 문제가 있는 사람의 생활 습관에는 지적할 부분이 아주 많다. 하지만 걱정하지 않아도 된다. 지적할 부분이 많다는 것은 그만큼 개선 가능한 부분이 많다는 의미다.

문제점이라고 하면 문제점이지만, 문제점은 곧 개선점이 된다. 식사나 생활 리듬에 문제가 있는 사람의 질환이나 건강상의 문제는 아주 쉽게 해결할 수 있다. 물론 선천적으로 타고난 체질도 있지만 체질은 하루 리듬, 즉 생활 습관에 의해 만들어진다.

이렇게 말하면 "나는 일찍 자고 일찍 일어나는 건 못해", "요리는 정말 자신 없어"라며 책을 덮으려는 독자도 있을지 모른다. 괜찮다. 잘 못하는 것은 안 해도 된다. 수없이 많은 환자를 통해 충분히 알고 있다. 못하는 건 아무리 노력해도 잘 안 된다. 무턱대고 일찍 자고 일찍 일어나라거나 균형 잡힌 음식을 만들어 먹으라는 이야기가 아니다. 생활 속에서 반드시 지켜야 하는 것, 이것만 지키면 자신도 모르게 저절로 몸이 건강해진다. 이러한 사실만 알아두면 된다.

전국에서 찾아오는 많은 환자를 상담하다 보면 지역이나 직업에 따른 차이를 느낀다. 특히 도쿄와 같은 대도시 주변에 사는 환자들의 이야기를 들으면, 밤 9시 넘어서 저녁 식사를 하는 경우가 많다고 한다. 일이 바쁘고 야근이 많기 때문이겠지만, 출퇴근하는 데 1시간이 넘게 걸려 생활 리듬이 깨지기 때문이기도 하다. 또한 간호사나 간병인처럼 야간 근무가 있는 직업은 식사 시간이 불규칙해지기 쉽다.

환자들의 이야기를 들을 때마다 매우 안타깝다. 자신은 무리하고 있다고 생각하지 않더라도 몸에는 무리가 된다. 자기 자신의 생활을 희생하며 살고 있는 것이다. 질환이나 건강상의 문제로 괴로워하는 사람일수록 자신보다 가족이나 회사 동료를 우선으로 생각하는 사람들이 많다.

주변을 살펴보자. 유들유들한 성격을 가진 사람들은 건강해 보이지 않는가? 이런 사람은 자기 자신을 우선으로 생각하기 때문에 건강하다. 성격을 유들유들하게 바꾸라는 말이 아니다. 생활을 바로잡기 위해서는 자기 자신을 소중하게 생각해야 한다. 다른 사람에게만 베풀던 친절을 조금이라도 좋으니 자신에게 나눠 주기 바란다.

　이제 혈류량을 증가시켜 질환이나 증상을 개선하는 방법을 하나씩 살펴보자. 직접 상담을 받고 있다고 생각하며 읽어보기 바란다. 우선 이번 파트에서는 혈액이 제대로 만들어지기 위한 '식사'에 관해 알아보자. 인간의 몸은 섭취한 음식물로 만들어진다. 혈액 역시 마찬가지다. 지금까지의 식생활이 자신의 혈류 상태를 만들어낸 것이다. 가장 중요한 식사 개선을 통해 자신을 괴롭히던 문제들을 날려버리자. 여기서 중요한 것은 바로 '위장'이다. 위장을 튼튼하게 만드는 법, 그래서 혈액이 제대로 만들어지도록 하는 방법에 대해 함께 살펴보고 실천하자.

공복 시간을 확보하자

상담할 때마다 환자들에게 꼭 물어보는 것이 있다.

"배고픔을 느끼나요?"

특히 저녁을 늦게 먹거나 아침에 식욕이 없는 사람은 곰곰이 생각해보기 바란다.

"배가 고프지 않은데도 식사 시간이 되어서 밥을 먹지는 않나요?"

그렇게 물어보면 대부분은 우물쭈물하며 생각에 잠긴다. 이런 사람이 많다는 것은 평소 진정한 의미의 '공복'을 느끼지 못하는 사람이 많다는 것이다. 그리고 만약 공복을 느끼지 못한다면, 혈류가 나쁜 까닭은 틀림없이 '공복 시간이 없기 때문'이다. 여기서 주의해야 할 점은 '공복'과 '공복감'은 전혀 다르다는 사실이다. 공복은 실제로 위장이 비어 있는 상태를 말한다. 그에 비해 '공복감'은 위장에는 음식물이 남아 있는데도 비어 있는 것처럼 느껴지는 상태를 말한다. 자신이 느끼는 '공복감'은 진짜 '공복'인가?

공복의 반대는 배가 부르도록 먹는 '만복(滿腹)'이다. 혈액의 원료인 영양분을 얻으려면 많이 먹어야 한다고 생각할지도 모르지만, 정말 많이 먹어야 좋은 것일까? 음식물이 들어오면 위는 수축과 이완을 반복하며 음식물을 잘게 부수어 소화 흡수시킨다. 그런데 신기하게도 소화 흡수할 때만 위가 수축하는 것은 아니다. 식사를 마치고 9시간 정도가 지나면 위는 텅 빈 상태가 되는데, 이때 음식을 소화할 때보다 더 강한 수축이 일어난다. 수축 강도가 매우 세서 위뿐만 아니라 소장에까지 자극이 전달되며 공복상태가 계속되면 강력한 수축은 90분 단위로 15~30회 정도 반복된다.

위가 이렇게 강하게 수축하는 데는 이유가 있다. 바로 위장을 청소하기 위해서다. 강한 수축으로 위와 장 속에 남아 있는 음식물이나 찌꺼기, 낡은 점막을 떨어뜨려 위장을 깨끗하게 청소하는 것이다.

배 속에서 나는 꼬르륵 소리를 창피하다고 생각하는 사람도 있는데, 이 소리는 위가 청소를 위해 수축할 때 나는 소리다. 꼬르

륵 소리가 나는 것은 '배고파요. 먹고 싶어요'라는 신호가 아니라, '청소 중입니다. 지금 먹지 마세요'라는 신호다. 만약 공복 시간이 없으면 위는 청소를 하지 못하게 된다. 그러면 음식 찌꺼기가 그대로 남아서 위벽이 더러워지고 위장의 기능이 점점 떨어지게 된다. 소화력이 약해져서 체하기도 하고 영양소를 충분히 흡수할 수 없게 된다.

하루 24시간 중에서 공복 시간은 몇 시간인가? 다시 말하지만 식후 90분이 지나야 공복 시간이 시작된다. 아침 식사 후 10시쯤에 간식을 먹고, 12시에 점심 식사, 3시에 커피 한 잔, 업무 도중에 과자도 먹는다. 일이 끝나면 스트레스 해소를 위해 달콤한 초콜릿을 먹기도 한다. 저녁 식사를 준비하는 동안에도 맛을 본다며 조금씩 먹고, 저녁을 먹고 난 후에는 퇴근길에 사 온 케이크를 먹는다. 혹시 이런 생활을 하고 있지 않은가? 공복 시간은 어디에 있는 걸까? 위장은 틀림없이 쉬고 싶다고 외치고 있을 것이다.

주위에 먹을 것이 넘쳐나는 현대인의 생활환경에서는 사실 공복 시간이 거의 없다. 그래서 식후 90분 이후부터 시작되는 청소 시간을 확보하지 못해 위장은 음식 찌꺼기와 쓰레기가 그대로 붙어 있는 상태가 지속된다.

우리 배 속의 온도는 37도다. 쓰레기가 남아 있으면 금세 부패가 시작된다. 부패한 쓰레기에 둘러싸여 쉴 새 없이 일해야 하는 위장의 처지를 생각해보자. 그야말로 비극이다. 생각만 해도 불쌍하다. 더는 일하고 싶지 않을 것이다. 그래서 소화를 거부하고 파업을 선언하는 것이 바로 소화 불량, 더부룩함, 속 쓰림 등의 증상이다.

특히 최근 속 쓰림 증상이 주된 증상인 역류성식도염 환자가 급격히 늘어나고 있는데, 그 수는 1970년대에 비해 5배나 증가했다고 미국의 한 연구 결과에서 밝혀졌다. 연간 치료제 거래액도 130억 달러(약 15조 1천억 원)를 넘는다. 지금까지는 과식, 지방과 당분의 과다 섭취, 스트레스 등이 원인이라고 알려져 왔지만, 새로운 연구 결과에 따르면 '늦은 저녁 식사'가 주요 원인 중 하나라는 사실이 밝혀졌다. 위장을 청소하지 못해 병에 걸리는 것이다.

매일매일 섭취한 음식물을 열심히 소화시켜 혈액의 원료를 만들어주는 위장에게 가장 중요한 시간은 바로 취침 시간이다. 아침 식사를 영어로 'breakfast'라고 하는데, 이는 '단식(fast)'을 '그만두다(break)'라는 의미다. 말 그대로 하루 중 가장 긴 시간 동안 음식을 섭취하지 않는 취침 시간은 매일 짧은 단식을 하는 것과 마찬가지인 셈이다. 만약 8시간을 잔다고 하면 90분 단위로 5번이나 청소할 수 있다. 그렇게 되면 최대 150번의 강한 수축을 통해 대청소가 이루어지므로 위장이 완벽하게 깨끗해진다. 이렇게 제대로 청소를 해야 위장의 건강이 유지되고 소화가 잘된다.

잠들기 전에 배고픔을 느끼는가? 만약 저녁을 너무 많이 먹었거나 야식 또는 잠들기 직전에 늦게 식사를 했다면 만복 상태로 잠이 들게 된다. 그렇게 되면 자는 동안에는 소화가 진행되지 않는다. 위는 활동을 멈추고 음식물이 그대로 남아 있어 공복 상태가 아니므로 강한 수축에 의한 청소는 불가능해진다. 위장을 청소하기 위한 비결은 저녁 식사량을 줄여서 '약간 출출하다'는 생각이 드는 상태에서 잠이 드는 것이다.

저녁 식사량을 어느 정도로 줄여야 하는지 알기 어려울 때는 아침에 일어나서 식욕을 체크해보면 된다. 일어나서 1시간 이내에 배고프다는 생각이 들거나 밥이 맛있게 느껴진다면 저녁 식사량이 적당하다는 증거다. 반대로 아침에 일어났을 때 배가 고프지 않거나 식욕이 없으면 밤에 과식했다고 볼 수 있다. 또한 위장 청소가 제대로 이루어지고 있다면 아침에 쓰레기가 배출된다. 즉, 아침에 변을 본다. 아침에 변을 보는 것이야말로 위장 청소가 제대로 이루어지고 있다는 확실한 증거다. 보통 매일 밤 위장 청소가 이루어지므로 매일 아침 변을 보는 것이 바람직한 현상이다.

밤의 공복에는 특전이 있다. 착한 호르몬인 아디포넥틴(adiponectin)의 분비가 활발해져서 혈관이 청소된다는 사실이다. 그리고 회춘 호르몬인 성장 호르몬의 분비도 활발해져서 주름이 엷어지고 피부에 윤기와 탄력도 생긴다. 밤의 공복에는 아름다운 피부와 젊음을 되돌리는 부가적인 효과도 있다. 위장의 건강은 물론, 신체의 활성화를 위해서라도 공복 시간을 확보하자. 밤의 공복에 꼭 도전해보자.

아침을 챙겨 먹자

공복이 좋다고 말하면, "그럼 아침은 안 먹을래요"라고 말하는 사람들이 많다. 물론 공복 상태가 무조건 좋다면 아침을 거르는 것도 좋은 방법이다. 상담을 하다 보면 아침에는 식욕이 없어서 먹지 않는다는 사람들이 많기 때문이다. 하지만 아침은 먹는 것이 좋다. 아침을 먹지 않으면 인생의 소중한 시간을 잃어버리는 것이다. 아침을 먹어야 두뇌 활동이 좋아지고 체온이 상승해서 보다 활발하게 활동할 수 있게 된다. 아침 식사를 통해 뇌에 필요한 영양분인 포도당이 흡수되어 뇌가 활성화되기 때문이다.

아침 식사는 체내 시계를 재설정하는 효과도 있다. 우리 몸에는 60조 개의 세포 하나하나에 시계 유전자가 존재한다는 사실이 밝혀졌다. 체내 시계는 뇌의 중심부에 있는 중추 시계와 각 신체 부위에 있는 말초 시계로 이루어지는데, 아침을 먹으면 위의 활동이 시작되고 말초 시계가 재설정되어 하루가 원활하게 시작된다.

체내 시계는 단순히 아침 기상이나 시차 등에만 해당하는 개념이 아니다. 인간의 체온, 혈압, 순환기, 면역, 신진대사 등에는 하루의 리듬인 일주기 리듬(circadian rhythm)이 있고, 이 리듬은 체내 시계에 의해 조절된다. 약에 대한 반응이나 부작용도 시간에 따라 다르게 나타난다. 이러한 특성을 이용한 '시간 요법(chronotheraphy, 크로노테라피)'을 통해 체내 시계의 리듬에 맞춰 의약품을 사용함으로써 일부 항암제에서 구토나 탈모 등의 부작용을 극적으로 감소시키기도 했다. 이처럼 인간의 신체 리듬은 체내 시계로부터 엄청난 영향을 받고 있다.

한방 의학에서는 현대 과학에 의해 체내 시계가 발견되기 훨씬 이전부터 그 존재를 알고 있었다. 2천 년 전에 쓰인 한방의 바이블이자 중국 최고의 의학서인 《황제내경(黃帝內經)》에도 체내 시계에 관한 내용이 기재되어 있다. 한방에서는 체내 시계를 '자오유주(子午流注)'라고 한다. 이는 하루를 12등분하여 인체의 운동 리듬을 표시한 것으로, '자오'는 시각을 의미하고 '유주'는 체내의 혈액과 에너지의 흐름을 의미한다. 즉, '자오유주'란 혈류를 만들

기 위한 체내 시계를 의미한다. '자오유주' 중에서 아침 시간대는
다음과 같다.

- **묘시**(卯时, 오전 5~7시)

대장의 활동이 가장 왕성한 시간. 다른 말로는 '일출(日出)', 즉 해
가 뜨는 시간을 의미한다. 배변을 통해 노폐물이나 독소를 배출함
으로써 몸을 깨끗하게 유지한다.

- **진시**(辰时, 오전 7~9시)

위장의 활동이 가장 왕성한 시간. 다른 말로는 '식시(食時)', 즉 식
사하는 시간을 의미한다. 소화가 가장 잘 되는 시간이므로 이 시간
대에 식사를 하면 영양분을 충분히 흡수할 수 있다.

- **사시**(巳時, 오전 9~11시)

비장의 활동이 가장 왕성한 시간. 소화, 흡수, 배설을 조절하여
혈액을 만드는 근원이 되는 비장의 활동이 활발해지는 시간이
다. 영양분과 에너지, 혈액을 온몸에 흐르게 한다.

오전 5~7시에 일어나서 화장실에 간다. 그리고 소화가 가장
활발한 오전 7~9시에 아침을 먹는다. 그렇게 흡수된 영양분은
에너지나 피와 살의 원료가 되기 위해 온몸을 순환한다. 즉, 한방
의 관점에서 보면 아침에 일어나서 용변을 보고 그 이후에 식사
하는 것이 하루의 신체 리듬에 맞는 바람직한 식습관이라 할 수

있다.

1일 3식의 식습관은 일본에서는 에도시대 중기부터, 유럽에서는 르네상스 시대부터 시작되었다. 그전까지는 1일 2식이었다. 재미있는 것은 똑같이 1일 2식을 하더라도 동서양에 차이가 있었다는 사실이다. 동양에서는 아침과 저녁으로 두 끼를 먹었는데, 서양에서는 점심과 저녁으로 두 끼를 먹었다. 고대 중국에서는 말 그대로 위장의 시간인 아침 7~9시에 아침을 먹고, 오후 3~5시에 또 한 번의 식사를 하여 두 끼를 먹었다고 전해진다. 예로부터 전해 내려오는 것에는 나름의 의미가 있다. 그렇게 생각하면 아침 식사를 거르는 식사 습관은 서양인에게 맞는 방법이므로 동양인은 아침을 먹는 것이 좋다.

자연의 법칙인 체내 시계에 기초하여 식사를 하거나 잠을 자면 하루를 원활하게 보낼 수 있다. 아침 식사가 좋은 이유는 신체의 감각을 깨우고 뇌에 포도당을 공급하여 뇌의 활동을 활발하게 만들어주기 때문이다. 그리고 무엇보다 아침 식사 시간이 혈액의 원료를 소화 흡수시키고 혈액을 만드는 위장의 힘을 120% 끌어올리는 시간대이기 때문이다. 혈류 개선을 위해서도 역시 아침은 먹는 것이 좋다.

'일주일 저녁 단식'으로 위장을 되살려라

위장의 건강을 되찾아 혈액이 제대로 만들어지도록 하자. 그러기 위해서는 위장을 회복시켜야 한다. 식사량, 특히 저녁 식사량을 줄이는 것이 위장 기능 회복에 효과적이다. 단기간에 위장의 건강을 개선하기 위한 방법으로, '일주일 저녁 단식'을 추천한다. 식사량을 적절하게 줄이기 어렵다면 아예 저녁을 먹지 않는 것도 방법이다.

저녁을 굶는 것에 심한 저항감을 느끼는 사람도 있다. 하지만 평생 굶으라는 것이 아니다. 단 일주일 동안만이다. 진짜 단식처럼 온종일 아무것도 먹지 않고 굶는 것이 아니다. 아침과 점심은 평상시처럼 먹는다. 게다가 저녁 식사 대신 효소 주스나 건더기가 없는 수프를 먹어도 된다. 일하는 중에 마시는 커피나 홍차도 허용된다. 다이어트 목적이 아니라면 약간의 당분이 들어가도 괜찮다. 단, 모처럼 도전하는 단식인 만큼 아침과 점심 식사도 되도록 자극적이지 않고 첨가물이 적은 담백한 음식을 먹는 것이 더욱 효과적이다.

겨우 일주일 저녁을 먹지 않았을 뿐인데도 위장이 건강해져서 혈액이 제대로 만들어질 뿐만 아니라, 건강 상태가 놀라울 정도로 회복되는 사람도 많다. 물론 체중 조절 효과도 뛰어나다. 독소가 배출되어 피부도 좋아진다. 빨리 도전해보고 싶은 마음이 생기지 않는가? 어떻게 생각하면 1일 3식은 지나치게 많이 먹는 것으로, 우리 몸에 좋지 않을 가능성도 크다. 한방의 역사를 보면 알 수 있듯이, 1일 2식에서 3식으로 바뀌면서 질병과 치료약의 종류도 크게 바뀌었다.

과거의 한방약은《상한론(傷寒論)》(약 2천여 년 전 중국 후한 시대의 의술인 장중경의 저서이자 동양 의학의 뿌리가 되는 이론)이라 하여, 주로 냉증이나 추위, 영양 부족 등의 질병을 치료하기 위한 약이 중심이었다. 현재도 많이 쓰이는 약으로는 몸에 한기가 들었을 때 몸을 따뜻하게 하여 감기나 어깨 결림을 치료하는 갈근탕이 있다. 당시에는 먹을 것이 없어 영양 부족이 되거나 집이나 옷이 충분히 추위를 막아주지 못해 병에 걸리는 경우가 많았기 때문이다. 이에 비해 근대의 한방약은 《온병학(溫病學)》(중국 수나라 시대의 의술인 소원방의 저서이자 현대의 열성전염병을 포함한 급성병 치료에 도움이 됨)이라 하여, 과식이나 도시화로 인한 인구 과밀 등이 원인이 되는 질환을 치료하기 위한 약 위주로 바뀌었다. 생활이 점점 풍족해지면서 비만, 당뇨, 고지혈증과 같은 성인병을 치료하는 약이 필요해졌기 때문이다.

즉, 질병의 원인이 영양 부족에서 영양 과다로 바뀐 것이다. 적당한 균형점을 찾지 못하고 이미 우리 몸에 필요한 적정선에서 너무나 멀리까지 와버렸다. 이러한 사실로부터 현대인의 식생활이 인간 본연의 신체 리듬과 얼마나 큰 차이를 보이는지 알 수 있다. 일본에는 "두 끼를 먹으면 우아하고, 세끼를 먹으면 야비하다"라는 말이 있을 정도다. 또한 옛날에는 해가 지는 저녁 6시에는 저녁 식사를 마쳤다. 요즘처럼 저녁 8시나 9시에 저녁을 먹는 등 늦은 시간에 식사를 하지는 않았다. 게다가 현대인은 하루 세 끼 배 터질 정도로 먹는 것도 모자라 간식과 야식까지 먹으며 아침부터 밤까지 끊임없이 위장을 괴롭히고 있다.

먹은 음식이 대변으로 배출되기까지는 18시간이 필요하다. 음식이 입을 통해 위로 들어가서 쓸개와 췌장에서 분비된 소화액의 도움을 받아 소장, 대장을 거치면서 소화 흡수되고 남은 찌꺼기가 대변으로 나오기까지는 18시간이 소요된다. 그 시간 동안 소화기의 어느 부분은 계속 움직이고 있다는 뜻이다. 대장 내시경 검사를 받을 때 저녁과 아침을 모두 금식하고 설사약까지 복용하는 이유는 바로 이 때문이다. 위장을 비우기 위해서는 그만큼 긴 시간이 필요하다.

"단식이 건강에 좋다"고 말하는 가장 큰 이유는 바로 '위장의 휴식' 때문이다. 장시간 음식을 섭취하지 않음으로써 평소 쉴 틈 없이 움직이는 위장을 쉬게 해주는 것이다. 물론 초보자가 전문가의 도움 없이 본격적인 단식에 도전하는 것은 바람직하지 않다. 하지만 저녁 단식은 혼자서도 쉽게 도전할 수 있다.

앞부분에서 공복 상태가 되면 위가 수축하면서 청소를 시작한다고 설명했는데, 단식을 하면 그야말로 대청소가 이루어진다. 저녁 단식은 점심 이후부터 다음 날 아침까지 위장 청소가 계속된다는 의미다.

사람의 소장에는 융모(絨毛)라고 작은 털 모양의 돌기가 있는데, 융모를 모두 펼친 소장의 표면적은 약 200㎡로, 테니스 코트의 면적과 거의 비슷하다. 융모는 소장의 표면적을 늘려 영양소가 효율적으로 흡수되도록 하는 역할을 한다. 혈액의 원료는 융모를 통해서만 흡수된다. 장은 평소 음식물을 소화 흡수시키기에 바쁜 나머지 노폐물을 처리하고 배출할 여유가 없는데, 단식을 통해 장을 쉬게 해주면 활력을 되찾아 기능이 더욱 활발해진다. 그뿐 아니라 식사량을 줄이면 소장의 세포 자체가 젊어진다는 사실이 의학적으로 입증되었다.

또한 단식은 장내 세균에도 큰 영향을 미친다. 위장이 비어 있으면 장내 세균에도 먹이가 전달되지 않는다. 그러면 유해균은 없어지고 유익균이 늘어난다. 혈액의 원료인 철분도 그 자체로는 우리 몸에 잘 흡수되지 않지만, 장내 세균의 활동으로 흡수율이 높아진다. 그리고 생약 역시 장내 세균의 활동으로 활성화되고, 흡수되어 비로소 효과를 발휘하게 된다는 연구 결과도 있다. 음식을 통한 영양소는 물론, 영양제나 한방약 등 우리가 섭취하는 모든 것이 우리 건강에 효과가 있을지 없을지는 소화기의 기능에 달려 있다.

일주일 저녁 단식을 도저히 실천하기 어렵다면, 세끼 먹는 양을 줄이면서 체질을 천천히 변화시키는 방법도 있다. 하지만 식사량을 줄이는 일은 상당히 어렵다. 먹고 싶은 것을 참고 도중에 숟가락을 내려놓기란 좀처럼 쉽지 않기 때문이다. 다이어트에 도전해본 사람이라면 쉽게 이해가 될 것이다. 적게 먹으려고 마음먹어도 막상 한 입, 두 입 먹다 보면 멈추지 못하고 결국 배가 부를 때까지 먹게 되는 씁쓸한 경험이 누구에게나 있다. 나 역시 예전에는 살이 많이 쪘었기 때문에 잘 알고 있다. 식사량을 줄이는 것은 보통의 노력으로는 불가능하다.

지금까지 다이어트에 도전해본 적이 있다면 일주일 저녁 단식에 도전해보기 바란다. 체중이 줄어드는 게 눈으로 확인되니 더욱 의욕이 생겨날 것이다. 처음에는 배가 고파서 조금 힘들지 모르지만 2, 3일 지나면 점점 익숙해진다. 게다가 일주일 저녁 단식을 하는 동안 과식으로 늘어났던 위가 줄어들어 저녁 단식이 끝나면 적은 양으로 포만감을 느끼게 된다.

저녁 식사량을 줄이고 아침을 챙겨 먹는 것이 목적지를 향해 천천히 달리는 완행열차라고 한다면, 저녁 단식은 효과가 매우 빠른 고속열차나 마찬가지다. 살다 보면 저녁에 음식을 많이 먹게 되는 날이 있다. 그런 경우에는 다음 날 아침을 무리하게 챙겨 먹지 않아도 된다. 역효과가 나타날 수 있기 때문이다. 식욕이 없는 날까지 억지로 먹을 필요는 없다.

위장을 쉬게 하면 위장의 기능이 회복된다. 위장의 소화 흡수 기능이 약해지면 혈액의 원료가 충분히 흡수되지 않는다. 혈류를 개선하기 위해 아무리 노력해봤자 효과를 볼 수 없다는 뜻이다. 위장의 건강을 가장 먼저 개선해야 하는 이유다.

몸속부터 젊어지는
저녁 단식

저녁 단식을 하면 혈액이 만들어진다. 혈액이 만들어지면 젊어
진다는 사실을 강하게 깨닫게 된 사례가 있었다. 저녁 단식을 실
천한 46세, 47세의 두 환자가 임신에 성공한 일이었다. 45세 이상
여성의 임신 성공률은 0.5%밖에 되지 않는다. 게다가 이들은 임
신을 위해 몇 번이나 시험관 시술을 받았음에도 불구하고 난자
채취나 착상에 실패하여 한 번도 임신이 되지 않았던 환자들이
다. 그런 환자들이 임신에 성공한 것이다. 그 이후로 환자들에게
더욱 자신 있게 저녁 단식을 추천하게 되었다.

난자를 젊어지게 할 방법은 없다. 건강이나 미용에 아무리 신

경을 써도 난자는 점차 노화될 뿐이다. 이것이 현대 의학의 상식이다. '난자의 노화＝여성의 노화'라고도 한다. 빛나는 피부, 아름다운 머릿결, 탄력 있는 몸매는 모든 여성의 바람이다. 여성의 몸은 여성 호르몬인 에스트로겐과 깊은 관련이 있다. 남성에게 여성 호르몬을 주사하면 몸매가 여성스럽게 변하는 것을 보면 알 수 있다. 에스트로겐은 난자가 들어 있는 주머니 모양의 난포에서 분비되는데, 난자가 노화되면 에스트로겐의 분비가 불안정해지고 저하된다.

한방에서는 '자궁은 혈의 바다'라는 말을 철칙으로 여긴다. 혈액량이 충분해야 자궁·난소계가 건강해진다는 의미다. 그리고 혈액량을 증가시키면 에스트로겐의 분비가 촉진되어 젊어진다는 의미도 있다. 실제로 40대 후반에 임신에 성공한 두 사람의 경우, 상담 초기에는 혈액이 잘 만들어지지 않는 기허 체질과 혈액량이 부족한 혈허 체질이었다. 그런데 저녁 단식을 실천하자 체질이 개선됨은 물론, 겉모습도 몰라보게 젊어졌다. 살이 빠져서 날씬해졌고 피부도 좋아졌다. 화장품이나 피부 관리를 통해 얻은 젊음이 아니라, 난자가 젊어지면서 몸속부터 젊어진 것이다. 진정한 '이너뷰티(inner beauty)'인 셈이다.

그 외에도 젊음과 혈류의 관계를 실감하게 된 사례가 있다. 100년 전과 현재, 둘 중에서 40대 출산율은 어느 쪽이 높을까? 일본의 내각통계국에는 1925년부터 현재까지 산모의 나이별 출생

기록이 남아 있다. 45세 이상의 산모에게 태어난 아기는 2012년에는 960명이었지만, 가장 오래된 기록인 1925년에는 18,037명이나 되었다. 또, 50대 산모에게 태어난 아기는 2012년에는 37명에 불과하지만, 1925년에는 3,648명이나 되었다. 전체 인구도 절반 정도밖에 되지 않고 불임 치료도 없었던 시대였지만, 고령 산모의 출산은 훨씬 많았다.

이러한 차이의 가장 큰 원인은 바로 '혈류'다. 임신을 하면 자궁의 혈관이 두꺼워지고 골반 내 혈류가 좋아져서 난소와 자궁에 영양분이 잘 전달된다. 아기를 많이 낳았던 옛날 여성들은 골반 내의 혈류가 좋았기 때문에 난자도 젊은 상태를 유지할 수 있었던 것이다.

단식 전문가로부터 들은 흥미로운 이야기가 있다.

"닭도 가끔 단식을 시킵니다. 나이가 들어 달걀을 낳는 횟수가 현저하게 줄어든 닭들을 모아 5~7일 정도 단식을 시킵니다. 그러면 깃털이 다시 자라나고 피부색이 좋아지며 달걀을 낳는 횟수가 많이 늘어납니다. 나이든 닭이 낳은 알은 보통 표면이 거칠거칠하고 쉽게 깨지는데, 단식 후에 낳은 달걀은 표면이 매끈매끈하고 단단해서 젊은 닭이 낳은 알과 똑같아요. 단식을 시키면 노쇠한 닭들이 죽을까 봐 걱정하는 사람도 많지요. 하지만 7일간 단식시켜서 죽는 닭은 1만 마리 중 2백 마리 정도에 불과합니다. 닭들은 움직이지도 못할 정도로 좁은 닭장에 갇혀 영양 과다로 살이 찌면서 점점 약해집니다. 눈빛이 탁해지고 움직임도 둔해지지요. 하지만 먹이를 주지 않으면 갑자기 눈빛이 변하면서 날이 갈수록 생기가 넘치고 반짝반짝 빛이 납니다. 움직임도 빨라지고 살이 빠지면서 날렵해집니다."

운동도 하지 않고 주는 대로 먹기만 하던 닭이 단식을 통해서 다시 젊어지고, 달걀도 젊어진다는 것이다. 이 이야기는 움직이기 싫어하고 계속 먹기만 하는 현대인을 향한 경고처럼 들리기도 한다.

단식은 위장 기능을 회복시켜 혈액이 만들어지도록 하는 효과가 있다. 혈액은 여성에게 가장 중요한 요소다. 그러므로 단식을 하면 여성의 상징인 자궁과 난소가 젊어진다. 단, 초보자가 며칠 동안 아무것도 먹지 않는 완전 단식을 하는 것은 매우 위험하다. 만약 완전 단식에 도전할 때는 전문가의 지도가 필요하다. 그에 비해 하루 한 끼만 단식하는 저녁 단식은 안전하고 효과도 뛰어나다. 혈액이 만들어지도록 저녁 단식을 실천해보자.

빵보다는 밥이 좋다

아침에 어떤 음식을 먹는가? 빵과 커피, 시리얼, 요구르트와 과일인가? 아니면 밥과 된장국인가? 2014년에 발표된 일본 전국농업협동조합중앙회의 조사에 따르면, 참여자의 절반에 해당하는 49.8%가 빵을 먹는다고 답했고, 38.7%가 밥, 4.4%가 요구르트였다고 한다. 그런데 뜻밖에 30대에서는 밥이 50.6%, 빵이 34.5%로 아침 식사로 밥을 먹는 사람이 많은 것으로 나타났다. 밥을 먹는 사람이 많다는 결과는 한방 약제사인 나에게 기분 좋은 결과였다. 그 이유는 쌀이야말로 힘의 원천이며 혈액의 주요 원료이기 때문이다.

앞에서 혈액이 만들어지지 않는 체질을 기허 체질이라고 했다. 여기서 '기(氣)'란, 현대 의학에는 존재하지 않는 개념 중 하나다. 하지만 원기, 활기, 기력, 기분 등의 한자어를 많이 사용하는 동양인들에게는 친숙한 개념이기도 하다. '생명 활동을 유지하는 데 필요한 에너지'를 기라고 말한다. 그리고 이 기는 위장에서 만들어진다. 인간은 오직 음식을 통해서만 에너지를 얻을 수 있다. 위장이 약해지면 건강을 잃게 된다는 사실을 선조들은 경험을 통해 이미 알고 있었다.

기의 한자를 보면 본래의 의미를 알 수 있다. 한자를 분석하면, '기운 기(气)'와 '쌀 미(米)'로 나눌 수 있다. 기운 기 부분이 의미하는 것은 피어오르는 김, 즉 상승 기류이며, 쌀 미는 보이는 그대로 밥을 짓는 '쌀'을 의미한다. '쌀'로 밥을 지을 때 '김'이 나는 모습을 상형화하며 한자로 만든 것이다. 또한 쌀 미 부분은 사방팔방으로 에너지를 발산하고 있는 모습을 나타낸다. 그리고 보면 밥에서 모락모락 김이 난다기보다 쌀에서 에너지가 솟구쳐 나오고 있는 것처럼 보이지 않는가? 말 그대로 쌀은 기의 원천이다.

일본에서 가장 오래된 역사서인 《고사기(古事記)》에는 '도요아시하라(豊葦原)의 미즈호노쿠니(水穗國)'라는 일본의 옛 이름이 등장한다. '비옥하고 넓은 갈대밭처럼 생기 넘치는 벼의 나라'라는 의미이다. 예로부터 일본이나 한국처럼 쌀을 주식으로 하는 나라의 국민은 쌀과 떼려야 뗄 수 없는 관계였다. 역사적, 문화적으로 쌀을 근간으로 하여 살아온 사람들에게 쌀은 그 무엇보다 소중한 음식이다. '밥심'이나 '밥이 보약'이라는 말이 있을 정도로 쌀은 원기를 돋우는 데 가장 적합한 식재료다.

또한 실제로 체질 체크를 통해 기허 체질인 사람의 식생활을 확인해보면, 밥을 많이 먹지 않는다는 사실을 알 수 있다. "아침은 빵, 점심은 주로 면류를 먹고, 저녁은 살이 찌니까 주식은 빼고 먹습니다"라는 이야기를 들으면, '아, 역시…' 하는 생각이 든다. 말 그대로 쌀에서 얻어지는 에너지(氣)가 부족한 상황이다. 하지만 평소에 쌀을 잘 먹지 않는 사람이라도 기에 대한 이야기에는 모두 고개를 끄덕거린다. 마음속에 쌀의 중요성에 대한 감각이 뿌리내리고 있기 때문일 것이다.

세끼 모두 밥을 먹을 필요는 없다. 단, 소화 기능과 기가 생성되는 시간을 생각하면, 아침 식사로는 밥을 먹는 것이 좋다. 기허 체질의 경우 아침 식사를 '밥'으로 바꾸기만 해도 체질 개선에 놀라운 효과가 있다. 한방에서는 위장에서 형성된 '기'와 흡수된 '영양소'가 호흡을 통해 들어온 '청기(淸氣)'와 만나 '혈액'이 만들어진다고 생각한다. 혈액의 근원인 기를 얻기 위해서는 밀가루로 만든 빵보다 쌀로 지은 밥이 좋다.

제철 채소로
철분을 섭취하자

혈액량이 부족할 때는 섭취하는 음식이 매우 중요하다. 혈액의 원료가 되는 성분이 충분히 함유되어 있지 않으면 혈류량을 효과적으로 늘릴 수 없다. '혈액은 철분, 철분은 시금치'라는 인식이 있듯이 혈액량이 부족할 때 가장 먼저 떠오르는 식재료는 아마도 시금치일 것이다. 어렸을 때 어머니로부터 "철분을 섭취하려면 시금치를 많이 먹어야 해. 뿌리 쪽 빨간 부분에 특히 영양분이 많단다"라는 이야기를 들어본 기억이 있을 것이다.

생리로 인해 혈액이 손실되는 여성에게 있어서 철분 보충은 매우 중요하며 최소 하루 10mg 정도는 섭취해야 한다. 일본 문부

과학성의 '식품표준성분표'에 따르면, 시금치는 100g당 철분이 13.0mg이나 함유되어 있으며, 여러 채소 중에서도 철분 함유량이 압도적으로 많아 철분 섭취에 이상적인 식품이었다. 하지만 안타깝게도 그것은 이미 50년 전의 이야기다. 2015년의 조사에 따르면 시금치 100g에 함유된 철분은 2.0mg에 불과했다. 1951년에 발표된 13.0mg과 비교하면 6분의 1 이하로 격감한 것이다. 철분만이 아니다. 비타민류의 함유량 역시 줄어들었다.

감소 원인은 정확하게 밝혀지지 않았지만 연작과 화학비료의 사용, 제철이 아닌 계절에도 수확이 가능한 하우스 재배 등이 원인으로 추정되고 있다. 확실하게 말할 수 있는 것은 예전에는 시금치가 훌륭한 철분 보충 식품이었지만, 현재는 그렇지 않다는 사실이다. 하지만 영양가 저하는 시금치만의 문제가 아니다. 다른 채소들 역시 마찬가지다. 그렇다면 어떻게 해야 할까?

영양가 저하가 사실이라고 해도 영양제나 의약품보다는 되도록 자연식품을 통해 영양소를 섭취하는 것이 바람직하다. 그래서 중요한 것이 바로 '제철' 음식을 먹는 것이다. 한방과 약선 요리에서는 생약이나 식재료가 수확되는 시기나 산지에 매우 까다롭다. 어느 지역에서 언제 생산된 것인지에 따라 효과가 크게 달라진다는 사실을 옛날부터 경험을 통해 알고 있기 때문이다.

예를 들면 부인과 질환에 사용하는 어떤 약에는 하지와 동지에 수확한 것이 가장 효과가 뛰어나므로 '이지환(二至丸)'이라는 이름이 붙을 정도다. 실제로 평소 자주 먹는 채소도 수확한 시기에 따라 영양가에 큰 차이가 있다. 슈퍼에서 항상 볼 수 있는 시금치역시 제철일 때와 그렇지 않을 때의 맛과 영양가는 전혀 다르다. 예를 들어 겨울에 나는 시금치에는 여름에 나는 것보다 비타민 C가 4배 이상 많이 함유되어 있다.

경제적인 이유와 인간의 편의를 위해 다양한 채소를 1년 내내, 언제든지 먹을 수 있게 되었다. 하지만 채소에는 저마다 제철이 있는 것이 자연의 법칙이다. 제철 채소는 영양가가 높을 뿐만 아니라, 가격도 싸고 무엇보다 맛이 있다. 채소 자체의 영양가가 옛날보다 떨어진 것은 사실이지만, 되도록 자연 그대로의 제철 채소를 먹는 것이 좋다. 혈액을 만들고 혈액량을 늘리기 위해서는 의식적으로 제철 음식을 먹으려는 노력이 매우 중요하다.

혈류량이 부족한 사람에게
마크로비오틱은 적합하지 않다

채소는 건강에 좋다. 이것은 채소에 대한 일반적인 이미지다. 현미 채식이나 마크로비오틱이 주목을 받으면서 고기를 먹지 않는 사람들도 많아졌다. 나 역시 마크로비오틱 식사를 좋아하지만 철저한 마크로비오틱을 계속 실천하는 것은 추천하지 않는다. 혈액량이 부족해지기 때문이다.

나에게 상담을 받으러 온 환자 중에는 가끔 고기나 생선을 전혀 먹지 않고 철저하게 마크로비오틱 식사를 하는 사람들이 있다. 체질을 살펴보면, 백이면 백 혈액량이 부족한 체질로 나온다. 그것도 상당히 심각한 상태다. 안색은 어둡고 마른 체형에 피부도 푸석푸석하다. 물론 불임이나 생리통과 같은 부인과 질환으로 한방 상담을 받으러 올 정도니 몸 상태가 좋을 리 없다. 이런 경우에는 마크로비오틱을 그만두고 고기나 생선을 먹도록 권한다.

사실 환자들도 각자의 생각과 신념이 있어서 마크로비오틱을 실천하고 있는 만큼 그만두게 하는 것은 상당히 어려운 일이다. 건강에 좋다는 마크로비오틱이 오히려 건강을 해치고 혈액량 부족의 원인이 되는 까닭은 무엇일까?

가장 큰 원인은 바로 단백질이 부족해지기 때문이다. 육류를 섭취하지 않아도 단백질이 부족해지지 않는다는 주장도 있지만 실제로 육류를 섭취하지 않고 단백질을 보충하기란 상당히 어렵다. 같은 양의 단백질을 섭취했다 하더라도 채소를 통해 섭취한 단백질은 훨씬 흡수율이 떨어지기 때문이다. 그래서 단백질이 부족해지기 쉽다.

게다가 단백질의 양뿐만 아니라 균형의 문제도 있다. 단백질은 위장에서 아미노산으로 분해되어 흡수된다. 아미노산에는 9종류의 필수 아미노산이 있는데, 인체 내에서는 생성이 불가능하다. 아미노산을 사용하여 근육이나 피부, 적혈구와 같은 조직, 호르몬이나 콜라겐과 같은 중요한 물질이 만들어지는데, 필수 아미노산이 부족하면 다른 아미노산이 아무리 많아도 조직이나 호르몬 등을 만들 수 없게 된다. 그리고 식물 단백질만으로는 필수 아미노산이 부족해지기 쉬우므로 건강을 유지하기 어렵게 되는 것이다.

상담 환자 중에 엄격한 마크로비오틱 식생활을 하던 환자가 있었는데, 육류를 섭취하기 시작하자마자 건강 상태가 매우 좋아졌다. 회복 속도에 모두가 깜짝 놀랄 정도였다. 안색이 밝아지고 피부도 좋아졌으며 몸이 나른하고 쉽게 지치는 증상도 해소되었다. 생리통 등의 문제도 몰라보게 좋아졌다. 그동안 건강이 좋지 않아 집 안에만 틀어박혀 지냈는데 이제 출근할 수 있게 되었다는 사실에 환자는 매우 기뻐했다.

원래 마크로비오틱은 100여 년 전에 한 일본인이 약선 이론에 기초하여 고안한 식사법이다. 하지만 막상 일본인들에게는 많은 지지를 받지 못하다가 미국에서 큰 인기를 얻게 되었다. 일본인과 미국인의 식생활이나 체격을 비교하면 큰 차이가 있다. 일본인 여성 중 체질량지수(BMI)가 비만의 기준인 30을 넘는 사람은 전체 인구 중에서 겨우 3.4%에 지나지 않는다. 그에 비해 미국인은 무려 33%로, 일본인의 10배에 해당한다. 엄청난 비만 대국인 셈이다. 미국에 가본 경험이 있는 사람은 알겠지만, 미국인들은 굉장히 많이 먹는다. 게다가 햄버거의 종주국답게 기름기가 많은 음식과 튀긴 음식 천지다. 상황이 이렇다 보니 미국인이 현미 채식 위주의 마크로비오틱을 실천했을 때 큰 효과를 얻을 수 있다는 사실은 쉽게 상상할 수 있다.

반면에 일본의 경우에는 심각한 비만 환자가 적을 뿐만 아니라, 오히려 너무 마른 여성들도 많다. 또한 무슨 까닭인지 부인과 질환이 있으면서 엄격한 현미 채식이나 마크로비오틱을 실천하는 사람 중에는 뚱뚱한 사람보다 원래부터 마른 여성들이 많다.

체형, 특히 체지방과 여성 호르몬은 깊은 관련이 있다. 여성 호르몬의 원료가 콜레스테롤이기 때문이다. 그래서 초경은 나이보다 체지방률과 관계가 있다. 체지방률이 17%가 되면 여성 호르몬이 생성되어 초경이 시작된다. 1900년대에는 평균 16세였던 초경 연령이 1960년대에는 13세, 현재는 12세로 낮아졌다. 성인이 되어서도 체질량 지수가 18.5 미만이면 여성 호르몬이 충분하게 생성되지 않아 생리불순이나 무월경과 같은 부인과 질환이 발생한다.

마크로비오틱이나 현미 채식은 건강식이라는 인식이 있지만, 단백질이 부족해지면 혈액의 원료가 부족해진다. 너무 심하게 체중이 줄어들지 않도록 하는 것, 그리고 영양의 균형을 생각해서 너무 오래 지속하지 않는 것, 완벽한 채식을 추구하지 않도록 하는 것이 중요하다. 특히 생리가 있는 여성에게는 혈액 부족을 일으킬 우려가 있으므로 주의해야 한다.

혈액량을 늘리고 싶다면
육식을 하자

육류, 즉 고기를 섭취하자. 육류 중에서도 소고기나 돼지고기보다 닭고기가 가장 좋다. 시금치와 닭고기 100g에 들어 있는 철분의 양을 비교해보면 시금치는 2.0mg, 닭다리살은 2.1mg으로 언뜻 보기에는 비슷해 보이지만, 채소에 들어 있는 철분과 육류에 들어 있는 철분은 전혀 다르다. 고기에 함유된 철분은 햄철(heme iron)이고, 채소에 함유된 철분은 비햄철(non-heme iron)이다.

햄철이란 철 원자에 유기 화합물이 결합되어 있는 것인데, 물에 잘 녹고 이온화되기 쉽다는 특징이 있으며 흡수율이 높다. 비햄철의 흡수율이 겨우 5%인데 비해, 햄철의 흡수율은 25%이다.

같은 양의 철분이라도 시금치보다 닭다리살을 먹는 것이 5배나 많은 철분을 흡수할 수 있다는 의미다. 또한 육류가 단백질 덩어리라는 것은 누구나 아는 사실이다. 혈액의 원료인 철분과 단백질을 한꺼번에 섭취할 수 있다.

한방의 '식양생(食養生, 음식을 통해 생명을 기른다)'에는 혈액량을 증가시키는 다양한 식재료가 나오는데, 가장 으뜸으로 치는 것이 바로 '오골계'다. 오골계는 닭의 한 종류로, 까마귀와 비슷하게 생겼으며 볏과 피부, 뼈까지 온통 검다 하여 이러한 이름이 붙었다. 닭고기 중에서도 영양가가 가장 높은 것으로 알려져 있다. 하지만 오골계는 주변에서 쉽게 구할 수 없고 가격도 일반 닭보다 비싸다. 오골계 달걀의 가격 역시 일반 달걀의 몇 배에 달한다. 그러므로 평소에는 마트에서 판매되는 일반 닭도 괜찮다. 영양을 조금 더 생각한다면 토종닭을 구입하는 것도 좋다.

약선 요리에서는 닭고기를 '기혈을 보충하고 몸을 따뜻하게 하며 위장을 돕는 자양식'이라고 한다. 에도 시대에 쓰여진 일본의 문헌《본조식감(本朝食鑑)》에도 닭고기는 "내장을 보하고 비장과 위를 편하게 하여 부인병과 산후에 좋다"는 내용이 적혀 있다. 닭고기가 혈액량 부족에 효과가 있다는 사실은 중국에서는 일반적인 상식이다. 나에게 한방 의학을 가르쳐준 중국인 여성 한방의는 출산 후 한 달 동안 닭을 열 마리나 고아 먹었다고 했다.

다양한 닭고기 요리법 중에서도 혈액량 증가에 가장 효과적인 방법은 '삼계탕'이다. 여름철 보양식으로도 잘 알려진 삼계탕은 닭 속에 인삼, 대추, 잣, 밤, 마늘, 찹쌀을 채워 넣고 오랜 시간 끓이는 요리이다. 닭고기는 물론, 함께 들어가는 재료들 모두 위장 기능을 좋게 하고 혈액을 만드는 약선 음식이다. 앞에서 말한 오골계로 만들면 오골삼계탕이 된다.

닭고기를 이용한 요리는 어떤 요리라도 상관없지만, 뼈에 혈액을 만드는 효과가 뛰어나므로 이왕이면 뼈가 붙어 있는 닭날개나 닭봉을 끓여 먹는 것을 추천한다. 닭고기를 뼈째 우려내서 첫날은 그대로, 다음날은 토마토를 첨가해서, 마지막에는 카레로 만들어 먹어도 맛있다. 약선 음식이라고 하면 어렵게 생각하는 사람들이 많은데, 주변에서 손쉽게 구할 수 있는 닭고기를 자주 섭취하기만 해도 혈류량 증가에 도움이 된다.

아랫배는 혈류의 적

위장이 약해서 혈액이 만들어지지 않는 사람은 체형을 보면 한눈에 알 수 있다. 이런 사람들은 아랫배가 볼록 나와 있다. 아랫배가 나온 원인은 결코 지방 때문만이 아니다. 그렇다고 흔히 말하는 숙변이 쌓여 있어서도 아니다. 그 원인은 바로 내장하수(內臟下垂) 때문이다.

내장하수란, 말 그대로 내장이 아래로 처져 있는 상태를 말한다. 내장은 뼈에 붙어 있는 장기가 아니다. 인대나 근막에 의해 다른 내장이나 주위 조직에 붙어 있거나 근육에 의해 위치가 고정되어 있을 뿐이다. 그래서 근육이 약해지면 내장을 올바른 위치에 고정시키는 힘이 약해지므로 내장이 점점 아래로 내려간다. 그리고 위치가 내려감과 동시에 기능도 나빠진다.

내장하수가 일어나기 쉬운 장기는 위와 장이다. 내장하수 중에서도 가장 잘 알려진 것이 위하수(胃下垂)이다. 위하수 증상이 있는 사람의 X선 검사 결과를 보면 위의 상부는 정상적인 위치에 있는데, 하부가 늘어나 있는 것을 확인할 수 있다. 위하수증에 걸리면 위의 기능이 나빠진다. 위하수 증상이 심해지면 소화력이 정상적인 위의 3분의 1 정도로 떨어진다는 보고도 있다. 그렇게 되면 섭취한 음식물이 제대로 소화되지 못하고 남아 있게 되므로 위 속에 음식물이 정체되어 있는 상태가 지속된다. 또한 장이 아래로 처져도 위하수와 마찬가지로 기능이 나빠진다. 장이 제대로 움직이지 않으므로 변이 계속 정체되어 변비를 일으킨다.

위의 강한 수축도, 그에 따른 장 청소도 이루어지기 어려운 상태이므로 혈액이 제대로 만들어질 수 없다. 게다가 내장의 가장 아래에 자궁이 위치하는데, 내장하수는 자궁을 압박하여 여성의 힘을 약하게 만드는 직접적인 원인이 된다.

한방에서는 내장하수를 '중기하함(中氣下陷)'이라고 하는데, '중'은 배 속을 말한다. 배 속의 '기=힘'이 약해져서 아래로 처지는 증상을 의미한다. 서양 의학으로는 위하수나 내장하수를 치료할 방법이 없지만, 한방에는 중기하함 증상을 치료하는 전용 약이 있을 정도다. 그리고 중기하함은 혈액이 만들어지지 않는 체질인 기허가 악화된 상태로 간주한다. 아랫배가 볼록하게 나오는 증상은 혈액이 만들어지지 않는 상태가 심각할 가능성이 크다. 그러므로 한방에서는 체질을 개선하고자 할 때 먼저 아랫배가 나오는 원인을 진단하고 치료한다. 위장의 상태를 개선하지 않으면 혈액이 만들어지지 않으므로 어떤 방법도 효과가 없기 때문이다.

아랫배를 없애는 방법은 두 가지다. 첫째, 내장하수의 원인이 되는 빨리, 많이 먹는 습관을 고친다. 음식을 꼭꼭 오래 씹으면 음식물이 천천히 위에 들어가는데, 몇 번 씹지도 않고 넘겨버리면 눈 깜짝할 사이에 음식물이 위에 들어간다. 많이 씹지 않고 넘겼기 때문에 소화하는 데 시간이 걸린다. 그 결과 위가 무거워져서 점점 아래로 처진다. 그래서 꼭꼭 씹어서 천천히 먹는 것이 대원칙이다.

중요한 것은 두 번째다. 둘째, 근육을 단련시킨다. 근육을 단련시킨다는 것은 복근에 식스팩을 만들라는 의미가 아니다. 일반적인 복근 운동으로는 표면의 근육이 단련될 뿐, 내장을 지탱하는 우리 몸 안쪽에 있는 근육은 아니다. 그러므로 아무리 열심히 복근 운동을 해서 표면 근육을 단련해도 아랫배는 들어가지 않는다. 늑골과 골반 사이, 내장이 들어 있는 공간을 복강(腹腔)이라고 하는데, 복강을 둘러싼 4개의 근육(복횡근, 다열근, 횡격막, 골반저근)이 바로 속근육(inner muscle)이다. 복강을 상하좌우로 둘러싸고 압력을 가해야 비로소 내장이 제자리를 찾을 수 있다.

속근육을 단련하기 위한 가장 좋은 방법은 '드로인(Draw-In) 호흡법'이다. 드로인은 '끌어당기다'라는 의미로, 말 그대로 배를 끌어당기며 호흡하는 방법이다. 드로인 호흡법이 효과적인 이유는 단순히 속근육을 단련하는 것만이 아니라 호흡 자체로 내장을 제자리로 돌려놓기 때문이다. 그래서 위장 기능이 정상화되는 것을 빨리 실감할 수 있다.

내장하수를 없애는 30초 드로인 호흡법

① 등을 곧게 펴고 똑바로 선다. 이때 어깨를 조금 뒤로 젖혀 견갑골이 서로 가까워지도록 한다.

② 배를 부풀리며 숨을 들이마신다. 숨을 다 들이마시면 괄약근을 조인다.

③ 배를 당기면서 숨을 내쉰다. 배꼽을 중심으로 배 전체가 쏙 들어가도록 배를 등 쪽으로 최대한 당기면서 숨을 내뱉는다.

④ 배를 당긴 자세 그대로 30초 동안 유지한다. 이때 괄약근은 조인 채로 자연스럽게 호흡해도 된다.

위의 과정을 1세트당 3회 정도 반복한다. 여러 번 해도 상관없다. 30초 드로인 호흡법은 익숙해지면 집안일이나 작업을 하면서도 간단하게 할 수 있다. 속근육을 단련해서 내장이 제자리로 되돌아오면 위장의 힘이 눈에 띄게 좋아진다. 아랫배가 점점 들어가는 것은 물론, 신진대사가 활발해지고 스트레스도 줄어들며 몸매가 예뻐져서 전체적인 스타일도 좋아지는 등 그 효과는 말로 다할 수 없다.

드로인 호흡법은 최근 관심을 끌고 있는 운동법이지만, 요가에는 예전부터 '나우리(Nauli)'라는 운동법이 있었다. '내장요동'이라는 의미인데, 호흡을 통해 배를 당겼다가 내밀었다 하며 말 그대로 내장을 상하좌우로 움직이는 것을 말한다. 드로인 호흡법보다 격렬한 운동법이지만, 나우리는 위장의 기능을 정상화하기 위해 좋은 방법이다.

인도, 중국, 일본 등 동양에서는 공통적으로 내장 기관을 바로잡는 것을 중요하게 여겼다는 사실을 알 수 있다. 식습관을 바꿈과 동시에 물리적으로 내장을 제자리로 되돌리는 것 또한 위장 기능을 바로잡아 혈액이 만들어지도록 하는 데 매우 효과적이다.

생명에 대한 감사가
혈액을 만든다

앞에서 위장 기능을 바로잡아 혈액이 만들어지도록 하는 방법을 살펴보았다. '필요한 만큼만 먹기', '혈액이 만들어지는 식재료를 잘 챙겨 먹기'는 너무나 당연한 사실이지만, 이런 당연한 사실이야말로 무엇보다 중요하다. 현대인의 위장은 과식과 빨리 먹는 습관, 또는 편식으로 인해 많이 약해져 있다. 정신없이 바쁜 아침 시간에 빵 한쪽으로 식사를 때우기, 스마트폰을 보며 밥 먹기, 다먹지 못할 만큼 많은 음식을 주문해서는 배가 터지도록 먹고 남기기 등이다.

문득 우리가 식사라는 행위를 너무 가볍게 여기고 있는 것은 아닐까 하는 생각이 든다. 상담을 하다 보면 모두가 너무 바쁘다고 입을 모아 말한다. 항상 시간에 쫓기듯 살다 보니 맛있는 음식을 찾게 되고, 스트레스 해소를 위해 단것을 먹는다. 이런 행동이 나쁘다고는 생각하지 않지만, '과연 식사란 무엇일까?' 하는 의문이 생긴다.

나는 '몸과 마음을 들여다보는 수련'이라는 1박 2일 세미나를 개최하고 있다. 걷기와 요가, 그룹 상담 등 다양한 활동을 하는데, 매회 참가자들로부터 식사가 가장 인상에 남는다는 이야기를 듣는다. 요리라고 해봤자 돌솥에 현미밥을 짓고, 된장국을 끓이는 것이다. 불을 피워 밥을 짓고 돌솥 가장자리에서 김이 모락모락 나는 것을 바라보며 밥이 다 되기를 기다렸다가 먹는 것. 너무나 간단하고 특별할 것 없는 시간이지만 참가자들은 "이렇게 정성을 들여 음식을 만들어본 것은 정말 오랜만이다", "이렇게 천천히 맛을 음미하며 식사를 해본 적이 없었다"라며 감동한다.

밥을 입에 넣고 꼭꼭 씹어서 먹어보자. 씹으면 씹을수록 단맛이 난다. 그 계절에 나는 제철 채소의 맛이 우러난 된장국의 온기가 몸과 마음에 전달된다. 지극히 소박한 음식이지만, 그 맛은 참으로 훌륭하다. 우리는 하루 두 번이나 세 번의 식사를 위해 음식을 만들어 먹고 있지만, 평소의 식사는 그저 일상과 시간에 쫓긴 작업이 되어버린 것은 아닐까?

"잘 먹겠습니다"라는 말의 본래 의미는 동물이나 식물 등의 식재료로부터 받은 '생명을 감사히 먹겠다'는 뜻이다. 우리는 이렇게 당연하고 중요한 사실을 잊고 있다. 음식의 재료 하나하나의 생명에게 감사하는 마음을 가지면 식사를 소중하게 생각하게 되고 당연히 맛을 음미하며 먹게 된다.

오늘부터 "잘 먹겠습니다"라는 감사의 마음으로 음식을 먹어보자. 그러면 신기하게도 꼭꼭 씹어서 천천히 음식을 먹고 있는 자신을 발견하게 될 것이다. 그리고 천천히 먹다 보면 많이 먹지 않아도 적은 양으로 포만감이 느껴지는 놀라운 경험을 하게 된다. 이렇게 식사를 하면 위장이 튼튼해지고 혈액이 만들어지지 않아서 생기는 문제들도 해결된다.

위장 기능이 떨어지면 혈액이 제대로 만들어지지 않는다는 사실을 알아보았다. 여기서 소개한 방법을 꾸준히 실천하면 위장 기능이 강화되고 혈액이 만들어진다. 식사를 통해 혈액을 만드는 것은 자신의 생명력을 키우는 일이다. "잘 먹겠습니다"라는 감사의 마음으로 음식을 먹으면 재료의 생명이 당신의 생명을 더욱 빛나게 해줄 것이다.

건강한 혈액을 늘리기 위한
수면법

혈류가 잠을 만들고, 반대로 잠이 혈류를 만드는 것처럼
서로 영향을 주고받는다. 위장이 튼튼해져서
혈액이 만들어지게 되면 그다음은 수면 개선을 통해
혈액량을 점점 증가시킬 차례다.

밤 11시 전에 자야
혈액량이 증가한다

앞에서 소개한 식사법으로 위장이 건강해지면 영양분을 제대로 흡수할 수 있게 된다. 혈액을 만드는 힘이 회복되면 다음 단계인 혈액량 증가는 매우 간단하다. '밤 11시 전에 자기'이다. 간단하지만, 매우 중요하다.

한방에는 기본적으로 '음양(陰陽)'이라는 개념이 밑바탕에 깔려 있다. 우주에 존재하는 모든 사물은 '음'과 '양'으로 나눌 수 있다는 개념이다. 음은 조용하고, 양은 활동적이다. 이해하기 쉽게 예를 들자면, 해가 떠 있는 낮은 양이고 밤은 음이다. 음과 양이 일정한 리듬에 따라 바뀌며 균형을 이룬 이상적인 상태를 '건강하다'고 여긴다. 하루 중에도 음과 양의 교대가 이루어진다.

현대 의학의 관점에서 보면 음과 양의 교대는 자율신경의 교대와 깊은 관련이 있다. 자율신경은 활동적인 '양'에 해당하는 교감신경과 안정적인 '음'에 해당하는 부교감신경으로 이루어져 있다. 그리고 하루 중에서 활동하는 시간에는 교감신경이 우위를 차지하고, 조용한 밤 시간대가 되면 부교감신경이 우위를 차지한다. 한방에서 말하는 음과 양의 교대와 정확하게 일치한다.

한방에서는 오전 0시를 기준으로 전후 2시간, 즉 자시(子時)는 인체의 음과 양이 바뀌는 시간이므로 이 시간에 잠들어 있는 것이 매우 중요하다고 생각한다. 다시 말하면 밤 11시 이후에는 잠들어 있어야 한다는 것이 핵심이다. 중국에는 "한 끼의 식사보다 자시의 수면이 중요하다"라는 의미의 속담이 있을 정도다.

음과 양의 교대가 이루어진 후 밤 1~3시에 혈액이 만들어진다. 음양의 교대가 원활하게 이루어져야 비로소 혈액이 제대로 만들어진다. 이 시간에 잠을 자지 않고 깨어 있는 상황이 계속되면 혈액이 생성되지 않을 뿐만 아니라 혈액의 정화도 이루어지지 않아 온갖 질환의 원인이 된다.

최근의 연구를 통해 혈액이 생성되는 과정에 하루 리듬이 있다는 사실이 밝혀졌다. 혈액의 혈청 속에 포함된 철분은 하루 동안 변동 사이클에 따라 그 양이 바뀐다. 게다가 그 변동 폭이 매우 크다. 철분의 양은 이른 아침에 가장 많고, 밤에 잠들어 있을 때가 가장 적은데, 아침과 밤의 차이가 2배 이상이나 된다고 한다. 놀랍게도 적혈구의 수 역시 오전에 증가하고 오후에는 감소한다.

혈액 세포 중 최근 주목을 받는 것이 '조혈간세포(造血幹細胞)' 다. 조혈간세포는 혈액 내에 있는 적혈구, 백혈구, 혈소판, 림프구 등 다양한 종류의 혈액 세포의 원료가 되는 세포로, 평소에는 골수에서 혈액을 만드는 역할을 한다. 이러한 조혈간세포 역시 햇빛에 의해 변화한다는 사실이 발표되었다. 자율신경이 전달하는 햇빛의 리듬에 따라 조혈간세포가 증가하고 혈구를 생성하거나 주기적으로 골수에서 온몸으로 흘러가기도 한다는 주장도 있으므로 우리 몸 전체의 세포 재생과 관련되어 있을 가능성도 있다. 혈액의 근원이 되는 세포가 햇빛의 영향을 받아 전신의 재생에도 관여하고 있을지 모른다.

잠을 자지 않으면 혈액이 만들어지지 않으므로 혈액량이 증가되지 않는다. 또한 음양의 교대가 혈액 생성에 영향을 미친다. 이러한 사실을 알고 있던 선조들은 혈액의 회복을 위해 수면을 매우 중요하게 생각했다. 마치 "햇빛이 자율신경을 자극해서 조혈 시스템을 좌우한다"는 현대 의학의 연구 결과를 알고 있었던 것처럼 말이다.

상담에서도 환자들의 취침 시간과 기상 시간을 확인한다. 역시 수면 시간이 짧거나 취침 시간이 늦은 사람일수록 혈액량이 부족한 혈허 상태가 심하게 나타난다. 수면과 혈액은 매우 깊은 관련이 있다. 원인 불명의 불면증으로 괴로워하는 환자 중에는 사실 빈혈이 원인인 경우가 많다. 혈류가 잠을 만들고, 반대로 잠이 혈류를 만드는 것처럼 서로 영향을 주고받는다. 위장이 튼튼해져서 혈액이 만들어지게 되면 그다음은 수면 개선을 통해 혈액량을 점점 증가시킬 차례다. 밤 11시 이전에 잠들 수 있도록 수면에 관한 내용을 살펴보자.

꿈을 많이 꾸는 것은
혈액량이 부족하기 때문이다

밤 11시 이전에 자려고 누워도 혈액량이 부족한 사람은 쉽게 잠이 오지 않는다. 혈액량이 부족하면 낮에는 몸이 나른해서 자꾸 눕고 싶은데, 정작 밤이 되면 오히려 잠이 오지 않는다. "밤에 잠이 잘 안 오지요?" 하고 물으면, 대부분 "네" 하고 대답한다. 졸린데 잠을 자지 못한다. 이것이 바로 혈액이 부족한 혈허 체질의 특징이다.

눈이 말똥말똥해서 잠이 오지 않는 것이 아니라 피곤한데도 잠이 오지 않거나 잠이 들어도 깊이 잠을 자지 못하고 자주 깬다. 잠을 자도 아침에 일어났을 때 전혀 잔 것 같지 않고 피곤이 가시지 않는 것도 혈액량이 부족한 사람에게 자주 나타나는 증상이다. 잠은 하루의 피로를 풀어주는 역할을 한다. 자고 일어났는데도 피곤이 풀리지 않는다는 것은 잠을 제대로 자지 못했다는 의미다.

또한 혈액량이 부족한 사람은 꿈을 많이 꾼다. 깊은 잠을 자지 못하기 때문이다. 좋은 꿈이라면 다행이지만, 안타깝게도 악몽을 꾸는 경우가 많다. 악몽을 좋아하는 사람은 없을 것이다. 중국의 의학서 《금궤요략(金匱要略)》에 "혼(魂)은 밤이 되면 간(肝)에 숨는다"라는 말이 있다. 한방에서는 간에 혈액이 저장되어 있다고 생각한다. '혼'은 영혼을 의미하기도 하지만, 정신이라는 의미로 해석하면 이해하기 쉽다. '혈액 속에서 정신을 쉬게 한다'라고 생각하면 된다. 이 말은 인간은 잠을 자는 동안 혈액을 통해 피로를 푼다는 의미다.

혈액량이 부족해지면 혼은 숨을 곳이 없어져서 여기저기 헤매고 다닌다. 그래서 꿈을 꾸게 되는 것이다. 적당한 정도라면 문제가 되지 않지만, 꿈을 너무 많이 꾸면 자는 동안 정신적인 피로가 풀리지 않아 정신 상태가 나빠진다.

뇌는 자는 동안 휴식을 취한다. 렘수면(REM sleep)과 논렘수면(Non-REM sleep)이라는 말을 들어본 적이 있는가? 뇌는 렘수면 동안 기억을 정리하고 논렘수면 동안에는 완전한 휴식을 취한다. 하지만 뇌가 쉬고 있는 논렘수면 동안에도 뇌가 사용하는 에너지는 깨어 있을 때와 크게 차이가 나지 않는다. 휴식 중인 뇌에서 대체 어떤 일이 일어나는 것일까?

최근 뇌 과학 분야의 연구를 통해 논렘수면 동안 뇌의 디톡스, 즉 대청소가 이루어진다는 사실이 밝혀졌다. 대청소에 많은 에너지가 사용되는 것이다. 뇌세포는 깨어 있는 동안에는 거의 노폐물을 배출하지 않는다. 깨어 있는 동안에는 다른 일에 집중해야 하므로 청소를 할 수 없기 때문이다. 뇌는 완전히 휴지 상태가 되면 뇌세포를 수축시켜 그 공간에 뇌척수액을 채워 넣는다. 그리고 노폐물을 모아 뇌에 분포된 혈관으로 배출시킨다. 대청소를 통해 노폐물이 배출되어야 비로소 뇌가 건강하게 활동할 수 있다. 밤을 꼬박 새운 날이나 수면이 부족했던 날을 떠올려보자. 다음날 온종일 머리가 떵하고 일의 효율성이 떨어졌던 이유는 바로 노폐물이 배출되지 못하고 그대로 쌓여 있었기 때문이다.

노폐물은 대청소가 이루어지지 않으면 점점 쌓여간다는 사실이 밝혀졌다. 특히 무서운 노폐물로는 베타 아밀로이드(beta-amyloid)가 있다. 흔히 치매라고 부르는 알츠하이머병에 걸린 사람의 뇌에는 베타 아밀로이드 단백질이 많이 축적되어 있다. 병을 일으키는 원인 물질이 바로 베타 아밀로이드 단백질이다. 베타 아밀로이드 단백질의 제거 속도는 수면 중인 뇌에서 더욱 빨라진다는 사실도 밝혀졌다. 뇌의 청소는 숙면 중일 때만 가능하다. 그리고 회수된 노폐물은 혈류에 의해 뇌 밖으로 운반된다.

이러한 과정을 알게 되었을 때, "혼은 밤에 간에 숨는다"라는 말의 의미를 제대로 이해할 수 있다. 뇌에 뇌척수액이 가득 차서 노폐물을 배출한다는 의미다. 영혼이 여기저기 헤매고 다녀서 꿈을 많이 꾸면 깊은 잠을 잘 수 없다. 혈액량이 증가하면 수면에도 점점 변화가 생긴다. 꿈을 꾸는 횟수가 줄어들고 깊은 잠을 자게 된다. 꿈을 꾸는 횟수는 혈액량 부족을 가늠하는 기준이 된다.

지독한 불면의
악순환에서 벗어나기

잠을 자지 못하면 혈액이 만들어지지 않는다. 혈액량이 부족하면 잠이 오지 않는다. 즉, 혈액량이 부족해지면 잠이 오지 않게 되고, 잠을 자지 못해서 혈액량이 늘어나지 않는다. 혈액량이 부족한 사람을 가장 힘들게 만드는 것이 바로 이 문제다. 나는 이 문제를 '불면의 악순환'이라고 부르는데, 불면증은 혈액 부족의 원인이 되며, 혈액 부족은 불면증을 더욱 악화시키는 끔찍한 상황이 된다. 불면증에 시달리는 사람이 불면증의 고통에서 계속 벗어나지 못하는 것은 이러한 불면의 악순환에 빠졌기 때문이다.

잠을 자지 못하는 괴로움에 수면제의 힘을 빌리려는 사람도 있지만, 되도록 수면제는 피하는 것이 좋다. 수면제에는 몇 가지 종류가 있는데, 가장 널리 사용되는 것이 '벤조다이아제핀(benzodiazepine)계' 약물이다. 일본은 세계적으로도 벤조다이아제핀의 사용량이 많은 나라다. UN 산하 국제마약통제위원회(INCB)의 2010년 연차 보고에서 다른 나라에 비해 벤조다이아제핀계 수면제의 사용량이 지나치게 많아 부적절한 처방이나 약물 남용의 가능성을 지적받았을 정도다.

특히 고령 환자의 경우, 알츠하이머병에 걸릴 위험이 커진다는 연구 결과도 있다. 벤조다이아제핀계 약물을 복용하는 고령의 환자는 그렇지 않은 같은 연령대의 사람보다 알츠하이머병에 걸릴 확률이 43~51%나 높게 나타났다. 벤조다이아제핀계 약물의 복용량이 많고 복용 기간이 길수록 알츠하이머병에 걸릴 위험도 커진다. 이러한 사실이 이미 여러 연구를 통해 밝혀졌다.

예전에 수면제를 먹고 잠을 잔 적이 있는데, 평소의 수면과는 확실히 차이가 있었다. 마치 강제적으로 잠을 잔 느낌이었다. 알츠하이머병이 늘어나는 것을 보면 수면제에 의한 수면은 자는 동안 뇌가 휴식을 취하고 혈액량이 늘어나는 정상적인 수면 구조와는 차이가 있는 것이 확실하다. 물론 심각한 불면증 때문에 할 수 없이 수면제를 사용해야 할 때도 있다. 단, 그러한 경우에도 수면제는 짧게 3개월 정도만 복용하는 것이 중요하다. 그럼 불면증을 해소하려면 어떻게 해야 할까?

역설적이지만 불면의 악순환에서 벗어나기 위한 방법은 혈액량을 늘리는 것이다. 혈액량이 부족한 사람은 위장의 힘이 약해져 있다. 앞에서 소개한 방법대로 위장이 건강해지면 수면 상태도 서서히 개선된다. 위장이 건강해져서 혈액이 만들어지면 수면의 질이 점점 좋아지고, 혈액량이 점점 더 늘어나는 선순환이 시작된다. 모처럼 밤 11시 이전에 자려고 잠자리에 들었는데 막상 잠이 오지 않으면 그 시간이 매우 아깝게 느껴질 것이다. 지금부터 자연적인 방법으로 기분 좋게 깊은 잠을 자는 법, 숙면을 통해 혈액량을 증가시키는 방법을 소개하겠다.

수면과 혈류에 도움이 되는
'햇빛'

혹시 암막 커튼을 치고 잠을 잔다면 암막 커튼을 치우자. 암막 커튼을 치면 깊이 잠들 수 있을 것 같지만, 사실 불면의 원인이 되는 경우가 많다. 암막 커튼을 레이스 커튼으로 바꾸자. 이것이 수면의 질을 높이기 위한 기본 원칙이다.

인간은 잠을 자면서도 아침이 밝아오며 점점 주위가 환해지는 것을 느낀다. 밝기의 변화를 감지하며 신체가 서서히 잠에서 깨어나야 일어났을 때 기분이 상쾌하다. 그런데 암막 커튼을 사용하면 깜깜한 한밤중에 갑자기 흔들어 깨우는 것과 마찬가지이므로 일어났을 때 몸이 개운하지 않다. 창문 너머로 햇빛을 느끼는 것이 중요하다. 그리고 일어난 후에 5분 정도 햇볕을 쬐는 것이 좋다. 5분이라도 좋으니 직접 햇볕을 쬐는 것, 이것이 불면을 해소하기 위한 핵심이다.

햇빛은 단순히 기상에만 영향을 주는 것이 아니다. 밤의 수면에도 큰 영향을 미친다. 앞에서 몇 번이나 언급했듯이, 체내 시계는 우리 몸의 리듬을 조절하는 역할을 한다. 그리고 이러한 체내 시계를 좌우하는 것이 바로 햇빛이다. 규칙적인 생활은 말처럼 쉽지만은 않다. 어쩔 수 없이 야근을 하거나 자는 시간이 늦어질 때도 있다. 그런데 이렇게 자는 시간이 늦어지면 체내 시계에 문제가 생긴다. 시차 장애를 예로 들면 이해하기 쉬운데, 체내 시계와 실제 시간이 어긋나는 현상이다. 이렇게 어긋난 시간을 재설정하는 것이 햇빛이다. 아침에 햇빛을 보면 체내 시계의 리듬이 정상화된다.

좌뇌와 우뇌 사이에는 솔방울샘(pineal gland)이라는 부분이 있다. 솔방울샘은 체내 시계를 조절하는 호르몬인 멜라토닌을 분비한다. 멜라토닌은 수면 호르몬이라고 불리는데, 햇빛을 보면 감소하여 뇌를 잠에서 깨우고 15~16시간이 지나면 다시 분비되기 시작한다. 멜라토닌이 분비되면 저절로 잠이 온다. 거꾸로 계산해보면, 밤 11시에 잠이 들기 위해서는 아침 7시에 햇빛을 봐야한다는 답이 나온다.

동물은 원래 정수리에 눈이 하나 더 있었다고 한다. 일부의 사마귀와 도마뱀에게 그 자취가 남아 있는데, 빛을 감지하여 체온이나 호르몬 균형을 조정하는 기능을 담당했다. 진화 과정에서 사라졌지만, 원래 눈이었던 이 기관이 대뇌의 솔방울샘으로 변해 남아 있다.

햇빛의 변화에 따라 수면 호르몬이 분비되는 현상은 그 당시의 자취가 남아 있기 때문이다. 멜라토닌은 활성 산소를 제거하는 기능도 있으므로 노화 방지와 항암 효과도 있다. 그러나 젊었을 때는 많았던 분비량이 나이가 들수록 점점 감소한다. 나이가 들면서 수면 시간이 점점 짧아지고 수면의 질이 나빠지는 것은 멜라토닌과 관련이 있다.

또한 '빈혈＝철분 부족' 상태에서는 멜라토닌 자체가 생성되지 않는다. 앞에서 철분이 부족해지면 행복 호르몬인 세로토닌이 만들어지지 않는다고 설명했다. 멜라토닌은 세로토닌으로 만들어진다. 그래서 세로토닌 부족은 멜라토닌 부족과 직결된다. 빈혈에 걸리면 우울해지고, 불면증이 생기는 가장 큰 원인은 철분이 부족하기 때문이다. 멜라토닌과 세로토닌은 마치 시소와 같은 관계여서 한쪽이 증가하면 다른 한쪽이 줄어든다. 밤에 멜라토닌이 만들어지면 그 원료인 세로토닌은 감소하는 식이다.

밤에 기분이 가라앉는 것은 행복 호르몬인 세로토닌의 감소와 관련이 있다. 정상 범위 내라면 특별히 문제가 되지 않지만, 정상 범위를 벗어나면 문제가 발생한다. 혈액량이 부족한 사람 중에는 밤이 되면 기분이 심하게 가라앉거나 우울해하는 사람이 많다. 그 원인은 철분 부족으로 인해 세로토닌의 양이 충분하지 않는데, 밤에 멜라토닌이 만들어지면 그만큼 세로토닌의 양이 '우울' 범위까지 감소하기 때문이다. 세로토닌이나 멜라토닌의 원료가 되는 것은 대두나 동물성 단백질에 함유된 트립토판(tryptophan)이다. 역시 '단백질과 철분이 충분해야 혈액량이 충분해진다'는 중요한 사실을 알 수 있다.

"주로 밤에 활동하는 사람들은 체내 시계도 점점 그에 맞게 변하지 않나요?"라는 질문을 받는 경우가 있는데, 그렇지 않다. 낮잠 시간에는 멜라토닌이 분비되지 않기 때문이다. 밤낮이 뒤바뀐 생활을 하면 낮에 잠을 자게 되는데, 낮에는 멜라토닌이 분비되지 않는다. 그 이유는 아침 햇볕을 쬐지 못해 체내 시계가 정상적으로 작동하지 않기 때문이다. 실제로 야간 근무자 중에는 몸 전체의 체내 시계나 호르몬 리듬이 깨져 우울증이나 순환기, 소화기 질환에 걸리는 사람이 많다.

한방에서는 하루의 태양 리듬에 따라 생활하는 것을 기본 수칙으로 한다. 현대 의학에서도 이러한 사실의 중요성이 명백하게 증명되었다. 일본의 후생노동성이 발표한 수면 지침에도 "밤샘을 피하고 체내 시계의 리듬에 따른다", "아침에 일어나면 햇볕을 쬔다"라고 명시되어 있을 정도다. 해가 뜨면 일어나고 해가 지면 휴식을 취한다. 혈액량 증가를 위해 인간 본연의 기본적인 생활 리듬을 중요하게 여기자.

수면 호르몬을 분비시켜 밤 11시에 잠들기 위한 방법

❶ 7시 전에 일어나서 아침 햇볕을 쬔다. 햇볕을 쬐고 나서 15~16시간 후에 수면 호르몬이 분비되기 때문이다.

❷ 잠들기 1시간 전에는 조명을 어둡게 한다. 강한 빛이 눈에 들어오면 솔 방울샘이 반응하여 수면 호르몬이 제대로 분비되지 않는다. 특히 청색 의 빛은 호르몬 분비를 방해한다. 스마트폰의 블루라이트도 주의 대상 이다.

❸ 일정한 시간에 일어난다. 매일 일어나는 시간이 불규칙하면 체내 시계 에 혼란이 생기기 쉽다. 일어나는 시간이 2시간 이상 늦어지면 체내 시 계가 정상으로 되돌아오기 어려워지므로 휴일에도 평일과 마찬가지로 일정한 시간에 일어나는 것이 효과적이다.

잠자기 전 '완전 호흡'으로
수면의 질 높이기

크게 심호흡을 해보자. 몸이 따뜻해지지 않는가? 혈액량이 부족
하면 혈류가 나빠져서 산소가 제대로 전달되지 못하므로 몸 전체
가 가벼운 산소 결핍 상태가 된다. 산소가 부족해서 열을 내지 못
하는 상태다. 그래서 심호흡을 하는 것만으로도 산소가 온몸에
전달되고 세포의 신진대사가 활발해져서 몸이 따뜻해진다. 심호
흡은 방법에 조금만 신경을 쓰면 엄청난 효과를 발휘한다.

한방에는 '백(魄)'이라는 개념이 있다. 백은 넋을 나타내는데,
넋을 다른 말로 표현하면 숨결이다. 폐는 피부를 관장하고, 폐는
백의 한 표현이다. 백은 폐에 기반을 두고 숨결을 통해 물질적인

현상을 정신적인 마음에 연결해주는 작용을 한다. 즉, 몸과 마음을 연결하는 역할을 한다.

백은 맥박이 뛰고 숨을 쉬는 것과 관계가 있는데, 맥박 리듬은 호흡 리듬과 일치한다. 신기하게도 우리는 의식적으로 호흡을 빠르게 할 수도 있고 느리게 할 수도 있다. 하지만 평소에는 무의식적으로 호흡한다. 호흡할 때마다 의식적으로 신경을 써야 한다면 얼마나 불편히겠는가? 그래서 호흡은 의식과 무의식을 연결하는 것으로, 동서고금을 막론하고 마음을 안정시키는 데 도움이 되었다.

명상이나 좌선, 요가 모두 그 형태는 달라도 호흡의 조절을 통해 마음의 안정을 얻고자 하는 방법이다. 이러한 방법을 통해 고민이 해결되기도 하고 마음의 안정을 찾기도 하며 깨달음을 얻기도 한다. 모두 호흡이 마음에 작용하는 것이다. 특히 좌선에는 '조신(調身), 조식(調息), 조심(調心)'이라는 말이 있다. 가장 먼저 몸을 바르게 하고, 다음에는 호흡을 고르고, 마지막으로 마음을 가다듬는 것을 기본으로 한다. 몸과 마음을 호흡이 연결하고 있다. 호흡을 천천히 하면 백의 리듬이 편안해져서 마음이 안정된다고 여긴 것이다.

최근의 뇌 과학 분야에서도 이와 같은 사실이 밝혀졌다. 핵심은 뇌에 존재하는 '편도체(扁桃体)'라는 부분이다. 편도체가 손상된 원숭이는 평소 무서워하던 뱀이 나타나도 무서움을 느끼지 않는다는 연구 결과로부터 편도체가 공포나 스트레스를 느끼는 중심기관이라는 사실이 밝혀졌다. 또한 편도체는 최근 늘어나고 있는 '우울증'을 발생시키는 뇌의 작용과도 관련이 있다. 강한 불안이나 공포를 느끼면 편도체가 과잉 반응을 보이고 우리 몸에 스트레스 호르몬이 대량으로 분비된다. 이러한 상태가 장기간 계속되면 뇌의 신경 세포에 영양분이 전달되지 못해 뇌가 위축되거나 의욕이 저하된다.

편도체의 뇌파를 검사해보면 호흡과 완전히 일치한다는 사실을 알 수 있다. 불안이 강해지면 편도체의 파형과 호흡이 동시에 빨라지고, 자신의 의지로 호흡의 속도를 늦추면 편도체의 뇌파가 안정되어 불안이 사라진다. 한방에서 말하는 백의 역할과 현대 의학에서 말하는 편도체의 역할이 완전히 같다고 해도 될 정도다.

불안감을 느낄 때 아무리 진정하려고 해도 점점 더 불안해지기만 할 뿐 좀처럼 마음이 진정되지 않을 때가 있다. 하지만 호흡이라는 신체적 접근을 통해 뇌에 직접적으로 영향을 줄 수 있다. 이럴 때 추천하는 방법이 '완전 호흡'이다. 완전 호흡이란, 배로 하는 복식 호흡과 가슴으로 하는 흉식 호흡을 동시에 하는 방법이다.

보통 사람들은 호흡할 때 '들숨:날숨'이 '1:1'이 되는 경우가 많은데, 완전 호흡에서는 '1:2'가 되도록 호흡한다. 즉, '한 번 들이마시고 두 번 내쉬기'라고 생각하면 된다. 요가나 좌선에서도

'1:2'의 비율로 호흡하는 경우가 많다. 들이마시는 시간 4초, 내쉬는 시간 8초를 목표로 한다. 숨을 들이마실 때는 활동적인 교감 신경이 우위가 되고, 내쉴 때는 안정적인 부교감 신경이 우위가 된다. 그래서 내쉬는 시간을 더 길게 하는 것이다.

완전 호흡 방법

1. 숨을 완전히 내뱉는다.
2. 코로 숨을 들이마신다. 이때 복식 호흡으로 배를 팽창시키며 숨을 들이마시고 이어서 흉식 호흡으로 가슴을 팽창시키며 숨을 들이마신다.
3. 숨을 멈추고 괄약근을 꽉 조인다.
4. 입으로 숨을 한 번에 내뱉는다. 들이마신 시간의 2배가 되도록 천천히 배가 등에 달라붙는 느낌으로 완전히 내쉰다.
5. 앞의 과정을 3회 반복한다.

완전 호흡은 시간과 횟수에 상관없이 실시할 수 있는데, 자기 전에 하면 효과가 좋다. 하루 동안 지친 몸과 마음의 피로를 풀 수 있고, 긴장이 완화되는 효과가 있어서 잠이 잘 오기 때문이다. 자기 전에 실시하는 완전 호흡은 누워서 한다. 3회의 호흡이 끝나면 편안하고 자연스럽게 호흡하면 된다. 이때 그날 있었던 좋은 일을 떠올리면 더욱 효과가 좋다. 잠들기 전의 감정이 자는 동안에도 계속 유지되는 뇌의 특성 때문이다. 즐거웠던 일, 기뻤던 일을 생각하며 잠이 들면 자는 동안에도 행복한 기분이 계속 유지된다.

인간은 인생의 약 3분의 1에 해당하는 시간을 잠을 자면서 보내는데, 잠을 자는 동안 행복한 기분을 느끼면 그만큼 행복한 시간이 늘어나는 셈이다. 단 3회의 호흡만으로 행복해진다면 일단 한번 실천해보는 것도 나쁘지 않을 것이다. 실제로 환자에게 한방약을 처방할 때 완전 호흡도 함께 권한다.

호흡법을 실시하면 수면의 질이 좋아질 뿐만 아니라, 약의 효과도 잘 나타난다. 심리 상태가 좋아야 신체가 회복되려는 힘도 강해지는 것이다. 밤 11시 이전에 잠을 자는 것도 중요하지만, 수면의 질도 혈액량을 증가시키는 데 매우 중요하다. 수면의 질을 개선하기 위해 완전 호흡을 실천해보자.

체온을 낮춰 잠이 오게 하는
목욕

수면의 질을 개선하는 방법 중 목욕을 빼놓을 수 없다. 이때의 목욕은 샤워가 아니라 탕에 들어가는 목욕을 말한다. 욕조에 몸을 담그고 편안하게 쉬기만 하면 되니 아주 간단한 방법이다.

한방에서는 낮은 '양', 밤은 '음'으로 간주한다는 사실을 앞에서 설명했는데, 실제로 체온도 낮에는 높고 밤에는 낮아진다. 우리 몸의 심부 체온은 아침과 밤에 1도 정도 차이가 난다. 그리고 잠을 깊게 잘수록 체온이 떨어진다. 체온이 떨어지는 이유는 무엇일까? 잠을 자는 동안에는 신체가 거의 활동하지 않기 때문에 대사도 떨어지고, 움직이지 않으므로 근육에 의한 열 생산도 저하

된다. 하지만 밤샘 작업으로 깨어 있다고 해도 밤에는 체온이 떨어진다. 그 이유는 밤이 되면 체내 시계에 의해 체온이 떨어지기 때문이다.

하루의 체온 리듬은 완만한 곡선을 그리며 변한다. 체온이 가장 낮을 때는 아침 기상 전, 그리고 체온이 하루 중 가장 높을 때는 한낮이 아니라 잠들기 2~4시간 전이다. 초저녁에 졸음이 왔다가도 8시 정도가 되면 오히려 눈이 말똥말똥해진 경험이 있지 않은가? 이 시간대는 '수면 금지 영역'이라고도 하는데, 체온이 높아지며 잠이 오지 않는다. 이 시간이 지나면 체온이 점점 낮아지며 뇌의 온도도 낮아져서 졸음이 온다.

우리 몸은 체온을 낮추기 위해서 라디에이터와 같이 열을 발산한다. 어린 아기는 잠이 올 때 손이 따뜻해지는데 성인도 마찬가지다. 잠이 올 때 손과 발의 혈액 순환이 잘 되도록 하면 피부 표면으로 열이 발산되어 체온이 낮아진다. 잠을 잘 때 양말을 신는 사람들이 많다. 혈액량이 부족한 사람들이 많이 신는데, 양말은 오히려 수면에 악영향을 끼친다. 발에서 열이 빠져나가지 못해 체온이 낮아지지 않아 오히려 잠이 잘 오지 않게 되기 때문이다.

밤에 목욕을 하는 것이 수면에 효과적인 이유는 몸이 이완되기 때문만은 아니다. 목욕을 하고 나면 체온이 떨어지기 때문이다. 체온을 높이는 것보다 체온을 낮추는 것이 중요하다고 말하면 모두 의아하게 생각한다. 인간의 몸은 체온을 일정하게 유지하려고 하는 성질이 있는데, 이를 '호메오스타시스(homeostasis, 항상성)'라고 한다. 목욕으로 체온이 급격히 높아지면 몸은 반대로 체온을 낮추려고 하는데, 이때 체온이 낮아지며 잠이 온다. 영화를 보다 보면 눈 덮인 산에서 조난당한 사람을 "잠들면 안 돼!"라며 흔들어 깨우는 장면이 나오는데, 이때 잠이 오는 이유도 체온이 떨어지기 때문이다. 목욕 후에 잠이 오는 이유는 바로 이러한 신체적 구조 때문이다. 잠을 깊이 자기 위해서는 잠을 자는 동안에도 체온이 낮게 유지되어야 한다. 전기매트를 틀어놓은 채 잠을 자면 깊은 잠을 잘 수 없다.

갱년기 여성 중 불면증으로 괴로워하는 사람들이 많은데, 이 역시 체온 상승과 관련이 있다. 갱년기의 가장 대표적인 증상이 온몸에 갑자기 열이 오르는 '열감(熱感)' 증상인데, 이렇게 갑자기 열이 오를 때는 실제로 체온이 상승한다. 잠을 자는 도중에 이러한 열감을 느끼면 잠이 깨버리는 상황이 발생한다. 열감은 스스로 조절하기 어려우므로 한방약이나 영양제의 도움을 받는 것이 좋다.

목욕은 잠이 잘 오게 하는 효과 외에도 큰 효과가 있다. 욕조에 몸을 담그면 허리가 3~6cm 정도 얇아질 정도의 수압이 작용한다. 예를 들어 키가 160cm이고 몸무게가 55kg이라면 약 500kg의 수압이 작용하게 된다. 이 수압에 의해 혈관이 압박되어 혈류가 좋아진다. 특히 다리가 잘 붓는 사람에게 큰 효과가 있으며 다리에 정체된 림프액이나 혈액이 한꺼번에 심장으로 되돌아간다. 이로 인해 온몸의 혈액 순환이 원활해진다.

40도 정도의 물속에 10~20분 정도 몸을 담그면 목욕으로 수면의 질을 높일 수 있다. 탕에 오래 들어가 있을 필요는 없다. 목욕 중에 현기증이 나면 도중에 욕조에서 나와 휴식을 취해도 좋다. 목욕물 온도가 42도 이상이 되면 교감 신경이 자극되어 오히려 잠이 잘 오지 않게 된다. 욕조에 들어가 천천히 몸을 이완시키면 부교감 신경이 우위가 되며 자율 신경의 전환이 원활하게 이루어진다.

주 1회만으로도 효과가 있지만, 목욕 시간이 길어져 체온이 올라가면 15분 정도 담요나 목욕 수건 등으로 몸을 감싸 체온이 갑자기 떨어지지 않도록 하는 것이 좋다. 이렇게 하면 우리 몸을 재생시키는 단백질인 '열충격 단백질(heat shock protein)'이 분비되어 질병이나 증상 개선에 도움이 된다. 목욕은 즉각적인 혈액 순환 개선 효과가 있을 뿐 아니라, 수면의 질을 개선해 혈액량 증가에도 도움이 되므로 장기적으로 보아도 혈류 개선에 도움이 된다. 바쁜 일상 속에서 잠시 시간을 내어 욕조에 몸을 담그고 휴식을 취해보자.

잠을 자야 한다는
강박관념에서 벗어나기

자려고 누워도 잠이 오지 않을 때가 있다. 목욕이나 심호흡을 해보아도 좀처럼 잠을 이룰 수 없다. '잠을 자야 한다'고 생각하면 할수록 더욱 잠들기 어려워진다. 이런 경우에는 오히려 일어나서 다른 일을 하는 것이 좋다. 억지로 잠을 자려고 노력하지 않아도 된다. 물론 수면은 우리 몸에 매우 중요하지만, 눈을 감고 안정을 취하기만 해도 우리 몸은 충분히 휴식할 수 있다.

평상시 서 있는 상태에서는 중력에 의해 혈액이 다리 쪽으로 몰리게 된다. 저녁이 되면 다리가 붓는 이유도 아래쪽으로 흘러간 혈액이 되돌아가지 못하고 쌓이기 때문이다. 서 있는 자세에서는 몸의 구석구석까지 혈액이 흐르기 어렵다. 팔과 다리의 혈압을 비교해보면 쉽게 알 수 있다. 팔의 혈압은 서 있을 때보다 누워 있을 때 더 높지만, 다리의 혈압은 누워 있을 때보다 서 있을 때 더 높다. 그만큼 혈액이 불필요하게 다리 쪽에 집중되어 있기 때문이다.

누운 자세에서는 심장과 몸의 높이가 거의 같아지므로 온몸의 혈압이 일정해진다. 그리고 필요한 곳에 필요한 양만큼 혈액이 흘러가게 된다. 누워 있기만 해도 혈액의 흐름이 좋아지는 것이다. 이때 특히 큰 변화가 나타나는 것이 복부 내장이다. 혈액을 깨끗하게 정화하는 것이 간의 역할인데, 누워 있는 상태에서는 간의 혈류량이 증가하므로 혈액 속의 노폐물을 분해하는 기능도 활발해진다. 또한 누워서 눈을 감고 있기만 해도 부교감 신경이 우위가 되어 몸은 휴식 상태가 된다. 몸의 피로가 풀리고 호르몬이 분비되며 면역력도 높아진다. 어두운 방에서 누워 있기만 해도 실제 수면의 3분의 1 정도의 효과가 있다고 한다.

건강에 문제가 있는 사람일수록 치료를 위해 열심히 노력한다. 그런데도 완벽하지 못한 자신을 탓하거나 좀 더 나은 방법이 없는지 고민하고 실패했다는 생각에 우울해하기도 한다. 잠이 오지 않는다고 자신을 탓할 필요는 없다. 자는 시간이 불규칙하거나 수면 시간이 부족하다고 해도 너무 심각하게 생각하지 않아도 된다. 잠을 잘 자지 못한다고 해서 혈액이 전혀 만들어지지 않는 것

은 아니기 때문이다. 할 수 있는 일부터 하나씩 차근차근 해결해
나가면 된다.

'정맥'의 혈류를 개선하기 위한 운동법

정맥을 무시하면 아무리 노력해도
혈류는 좋아지지 않는다.
정맥의 혈류를 개선하는 일이야말로
혈류 개선의 핵심이다.

혈류를
좌우하는 정맥

남성과 여성은 혈액의 흐름에 차이가 있다. 여성의 혈류를 좌우하는 것은 '정맥'이다. 남성은 흔히 말해 혈액이 탁해져서 발생하는 뇌경색, 심근경색, 고지혈증 등에 특별히 주의할 필요가 있다. 이런 경우에는 '동맥' 위주로 혈류를 개선하는 것이 중요하다. 이에 비해 여성의 혈류 개선에 중요한 것은 바로 '정맥'이다. 특히 부종이나 하반신 냉증과 같은 증상이 있는 여성이라면 정맥의 혈류를 개선하기 위한 대책이 필수적이다.

몸 상태가 좋지 않아 심전도 검사, 혈액 검사 등 건강 검진을 받아보아도 결과에는 이상이 없다고 나온다. 분명 혈액 순환에 문제가 있는 것 같은데, 무엇이 문제인지 알 수 없다. 이런 고민을 해본 적이 있는가?

사실 정맥의 상태를 알 수 있는 방법은 거의 없다. 하지만 혈액의 분포 비율을 살펴보면 정맥의 혈액량은 동맥의 혈액량의 4배에 달한다. 보이지 않는 부분이 훨씬 큰 비중을 차지하고 있는 셈이다. 여성은 정맥 혈류가 나빠지기 쉬우므로 결과적으로 몸 전체의 혈류가 나빠지기 쉽다. 한방에서는 남성을 '양', 여성을 '음'으로 본다. 혈관 역시 동맥을 '양', 정맥을 '음'이라고 하는 것을 보면, 여성이 정맥과 깊은 관련이 있는 것이 당연하다.

최근 현대 의학에서는 '성차의료(性差醫療)'라는 용어가 주목을 받고 있다. 같은 질환일지라도 증상이나 약의 효과 등에서 남녀의 차이가 발생한다는 사실이 밝혀지고 있다. 신약 개발만 보아도 알 수 있듯이, 서양 의학에서는 성인 남성을 표준으로 질환이나 치료법이 확립되어 있다. 남성을 기준으로 한 치료법이므로, 여성에게는 최상의 치료법이 아닐 수도 있다.

이와는 반대로 한방 의학에서는 예로부터 음양이라는 개념을 통해 남성과 여성의 타고난 성질을 중요하게 여겼다. 혈류 개선 역시 남성과 여성은 서로 다른 방법으로 접근해야 한다. 동맥과 정맥은 그 구조와 역할이 전혀 다르다. 그리고 정맥의 혈류를 중요하게 생각해야 하는 가장 큰 이유는 '여성은 혈액을 심장으로 되돌려 보내는 힘이 약하기 때문'이다.

먼저 우리 몸의 혈류에 대해 알아보자. 심장을 나온 혈액은 동맥을 통해 온몸으로 운반되며 정맥을 통해 되돌아온다. 동맥 혈관은 심장에서 뿜어져 나온 혈액의 강한 힘 때문에 두껍고 탄력이 있다. 이와는 반대로 정맥 혈관은 심장에서 멀기 때문에 혈액의 흐름이 약하고 느리다. 그래서 정맥 혈관은 얇고 탄력이 약하다.

동맥과 정맥의 가장 큰 차이점은 정맥에는 동맥에 없는 '판막'이 존재한다는 점이다. 정맥의 판막은 심장으로 들어가는 혈액의 역류를 방지하는 역할을 한다. 초음파 검사를 통해 정맥의 판막을 관찰하면 혈액이 흐를 때만 열리고 흐르지 않을 때는 닫힌다는 사실을 알 수 있다. 판막이 없으면 혈액이 역류할 정도로 정맥의 혈류는 매우 약하다.

또한 인간은 서서 생활하기 때문에 혈액이 점점 아래쪽으로 몰리게 된다. 저녁이 되면 다리가 붓는 현상도 혈액이 고여 혈관에서 수분이 새어 나오기 때문이다. 불필요하게 다리에 고여 있는 혈액량은 약 300~800ml나 된다. 여성의 혈액량은 체중의 약 7%라고 한다. 체중이 50kg인 여성의 경우 혈액량은 3.5L이므로 많은 경우에는 2% 정도의 혈액이 항상 다리에 고여 있는 셈이 된다. 다리가 부으면 피로를 많이 느끼게 되는데, 산소와 영양분을 전달해야 할 혈액이 다리에 고여 제 역할을 다하지 못하기 때문이다. 즉, 2% 정도의 혈액이 손실된 것과 마찬가지라 할 수 있다.

운동장에서 조회를 할 때 갑자기 쓰러지는 학생을 본 적이 있는가? 그 학생이 갑자기 쓰러진 이유는 다리 쪽으로 혈액이 몰린 상태가 장시간 지속됨에 따라 심장으로 되돌아오는 혈액량이 줄 어들어 혈압이 갑자기 떨어졌기 때문이다. 인간은 중력을 거슬러 다리에 몰려 있는 혈액을 아래에서 위로 보내야만 한다. 그래서 우리 몸에는 다리에서 심장으로 혈액을 되돌리기 위한 정맥이 존 재한다. 하지만 이러한 정맥의 기능을 제대로 활용하지 못해 혈 액을 심장으로 되돌려 보내는 힘이 약해지는 여성들이 많다.

정맥을 무시하면 아무리 노력해도 혈류는 좋아지지 않는다. 정 맥의 혈류를 개선하는 일이야말로 혈류 개선의 핵심이다. 앞부 분에서 혈액을 만들고 혈액량을 증가시키는 방법을 살펴보았다. 지금부터는 정맥의 혈류 개선 방법과 혈액 순환에 좋은 운동법에 대해 알아보자.

제2의 심장, 종아리 근육 단련하기

아래로 몰린 혈액을 되돌리기 위해 진화 과정에서 생겨난 것이 바로 제2의 심장이라고 불리는 종아리다. 걷고 있는 사람의 종아리를 한번 관찰해보자. 걷는 동작에 따라 근육이 수축 이완되는 것을 볼 수 있다. 이러한 움직임을 '근펌프 작용'이라고 하며, 정맥의 판막과 마찬가지로 근육의 수축을 통해 심장으로 혈액을 되돌려 보내는 기능을 한다. 여기서 잠깐 생각해볼 문제가 있다. 제2의 심장인 종아리의 주된 역할은 걸을 때 근육을 수축시키는 것이다. 그렇다면 걷지 않으면 어떻게 될까?

답은 아주 간단하다. 걷지 않으면 제2의 심장은 멈춰버린다.

'이코노미클래스 증후군'이란, 혈액의 흐름이 나빠져서 혈전(血栓)이 발생하여 혈관을 막는 질환이다. 장시간 같은 자세로 앉아 있으면 제2의 심장이 움직이지 않아 혈류가 나빠지기 때문이다. '걷기'는 혈류를 개선하기 위한 최고의 방법이다.

혈액을 되돌려 보내는 기능이 약해졌다는 사실을 한눈에 알아볼 수 있는 특징적인 증상이 있는데, 그것은 바로 '하지정맥류'다. 종아리 부분의 혈관이 구불구불한 뱀 모양으로 튀어나오거나 거미줄처럼 퍼져 있는 것을 본 적이 있는가? 특히 40대 이상의 여성에게 많이 나타나는데, 다리에 있는 정맥 판막의 손상으로 혈액이 역류하여 판막 아래에 혈액이 고이게 되는 질환이다. 하지정맥류는 근육이 약해져서 혈액을 심장으로 되돌려 보내지 못하기 때문에 발생하며, 혈류가 나쁘다는 사실을 알려주는 증거다.

안타깝게도 정맥의 판막은 한번 손상되면 다시 원래대로 돌아오지 않는다. 그리고 다리가 붓는 상태를 대수롭지 않게 생각하고 내버려두면 판막은 점점 더 손상된다. 양말 자국이 잘 없어지지 않거나 부츠나 구두가 꽉 껴서 신기 힘들어지면 다리가 부은 것을 느끼게 된다. 의학적으로는 정강이를 5초 정도 강하게 눌렀을 때 눌린 상태가 금방 원래대로 되돌아오지 않으면 부종이라고 진단한다.

하지정맥류는 여성이 남성보다 2~3배 걸리기 쉬운 것으로 알려져 있다. 그만큼 여성이 '혈액을 되돌려 보내는 힘이 약하다'는 의미가 된다. 정맥의 판막 아래에 혈액이 고여 있다는 것은 한방에서 말하는 '어혈' 증상으로, 혈류가 나빠 혈액이 정체된 상태를 의미한다. 남녀의 차이가 발생하는 가장 큰 원인은 바로 근육의 양에 차이가 있기 때문이다. 남성은 종아리 근육이 많으므로 그만큼 혈류를 심장으로 되돌려 보내기 쉽다.

종아리는 직립 보행을 하는 인간에게만 존재한다는 사실만으로도 알 수 있듯이, 중력을 거스르는 만큼 혈액은 다리 쪽으로 몰리기 쉽다. 움직이지 않고 한 곳에 서서 일하는 사람들에게 하지정맥류가 많이 발생하고, 10시간 이상 서서 일하는 사람들의 경우 증상이 심각해지는 경향이 있다. 움직이지 않고 선 채로 장시간 일하는 사람들은 주의가 필요하다.

다리의 부종은 움직이지 않아 고여 있는 정맥의 혈액 속 수분이 혈관 밖으로 새어 나와 발생한다. 즉, 혈액이 다리에 고여 있는 상태라 할 수 있다. 원래 온몸을 돌아야 할 혈액이 다리에 고여 있으면 상반신은 혈액이 부족한 상태가 된다. 다리가 붓는 사람들에게 어깨 결림이나 두통 증상이 자주 나타나는 것도 당연한 이치다. 어떻게 하면 정맥에 쌓인 혈액을 심장으로 되돌려 보내고 원활하게 순환시킬 수 있을까?

다리를 움직이면 된다. 물론 평소 많이 걷는 것이 좋다는 사실은 말할 필요도 없지만, 특별히 추천하는 방법은 '허벅지 올리기 워킹'이다. 허벅지를 높이 올리며 걷는 운동법인데, 발뒤꿈치를 앞으로 차듯이 쭉 뻗는 것이 중요하다. 종아리 근육이 완전히 이완되어 혈액을 심장으로 되돌리는 효과가 커진다. 또한 대퇴근을 크게 자극하므로 다이어트 효과도 뛰어나다.

그리고 또 하나 추천하는 운동법은 '발뒤꿈치 올렸다 내리기'다. 이 운동을 계속하면 근육이 단련되어 혈액을 되돌리는 힘이 강해지므로 혈류 개선에 직접적인 효과가 있다. 하반신 부종이 없어지고 발목이 가늘어짐은 물론, 어깨 결림 증상도 개선된다. 종아리가 단련되면 하이힐을 신었을 때 모습도 예뻐지므로 여

허벅지 올리기 워킹

1. 일어서서 한쪽 무릎이 허리보다 높아지도록 허벅지를 들어 올린다.
2. 발뒤꿈치를 앞으로 차듯이 쭉 뻗으며 걷는다. 이때 발가락이 앞으로 나오지 않도록 한다.
3. 반대쪽 다리도 같은 방법으로 실시한다.

발뒤꿈치 올렸다 내리기

1. 까치발을 하고 선다.
2. 등을 곧게 편 채로 천천히 발뒤꿈치를 올렸다가 내리기를 5초 정도 반복한다.
3. 1세트당 30회, 아침저녁으로 2세트 실시한다.

성들에게는 매우 효과적인 운동이다. 한방에서는 '몸을 움직이면 혈이 움직인다'라고 하는데, 다리를 움직이면 정맥의 혈액이 심장으로 되돌아간다. 여성의 혈류 개선에 가장 효과적인 방법이다.

'간단 단전 호흡법'으로
부종 개선하기

"일하는 도중에 호흡을 참거나 하지는 않나요?"

상담 도중에 이렇게 물으면, 모두 깜짝 놀란 표정으로 고개를 끄덕인다. 컴퓨터 자판을 치거나 일에 집중하다 보면 자신도 모르게 숨을 멈추게 된다는 사람이 많다. 특히 일하는 도중에는 스트레스에 의한 긴장으로 호흡이 얕아지기도 한다. 호흡이 얕아지거나 줄어드는 것은 혈류에 심각한 영향을 미친다.

손목에 손가락을 갖다 대면 동맥이 뛰는 것을 느낄 수 있다. 심장 박동에 따라 팔딱팔딱 맥박이 뛴다. 사실 동맥과 정맥의 맥박은 다르다. 정맥의 리듬은 심장 박동과 일치하지 않는다. 심장에서 나온 혈액은 우리 몸의 구석구석에 있는 모세 혈관까지 도달하면 힘을 잃게 되고, 그 후에 정맥은 심장과는 다른 힘에 의해 흘러가기 때문이다. 잠을 자는 동안이나 일어서서 걷지 않을 때도 정맥의 혈액은 심장으로 되돌아간다. 이것은 호흡이 혈액의 흐름을 만들어내기 때문이다.

호흡을 통한 정맥의 혈액 순환에 중요한 역할을 담당하는 것이 '횡격막'이다. 횡격막은 갈비뼈와 배의 경계에 있으며, 횡격막 아래에는 위장이 들어 있는 '복강'이 있다. 숨을 내쉴 때는 횡격막이 이완되어 위쪽으로 올라간다. 그러면 복강의 압력이 내려가 하반신의 정맥 혈액이 복강으로 흘러들어 간다. 반대로 숨을 들이마실 때는 횡격막이 수축하여 아래쪽으로 내려가므로 복강의 압력이 높아진다. 그러면 배의 압력이 강해져서 배로 흘러들어온 정맥을 가슴 쪽으로 밀어 올리게 된다. 이것이 혈액을 심장으로 되돌리는 정맥의 기능이다.

호흡을 깊고 크게 할수록 횡격막이 만드는 압력이 커져서 정맥의 혈류가 좋아진다. 반대로 호흡을 얕고 작게 하면 압력이 낮아진다. 그러면 심장에서 가장 멀어서 혈액이 쌓이기 쉬운 다리 정맥의 혈액을 심장으로 되돌려 보내기가 어려워진다. 안타깝게도 많은 사람들이 흉식 호흡을 하는데, 흉식 호흡의 경우 횡격막이 별로 움직이지 않으므로 혈류가 나빠지기 쉽다.

그리고 혈류 악화에 쐐기를 박는 것이 직장에서의 컴퓨터 업무다. 컴퓨터 업무는 혈류의 최대 적이라 할 수 있다. 고개를 숙이고 화면을 보게 되기 때문에 새우등이 되기 쉽다. 이런 자세에서는 가슴이 압박되어 호흡을 크게 할 수 없다. 업무에 대한 스트레스로 호흡도 얕아진다. 게다가 계속 앉아 있게 되므로 종아리도 움직이지 않는다. 정맥의 혈액은 전혀 순환되지 않는다.

한방에서는 폐의 주요 기능을 '통조수도(通調水道)'라고 하는데, 이는 물이 흐르는 길을 조정한다는 의미다. 폐, 즉 호흡의 기능이 나빠지면 수분 대사가 나빠진다. 부종을 생각하면 쉽게 이해할 수 있다. 림프액이 제대로 순환되지 않아서 부종이 생긴다고 알고 있지는 않은가? 사실, 이러한 생각은 큰 오해다.

부종이 생기는 원인은 림프액 때문이 아니라 정맥 때문이다. 모세 혈관으로부터 체내로 흘러들어온 수분은 하루에 20L나 되는데, 90%가 정맥에 흡수되고 나머지 10%의 수분만이 림프에 흡수된다. 그리고 림프액 역시 마지막에는 정맥으로 흘러들어 간다. 결국, 정맥의 혈류가 나쁘면 림프액까지 정체되어버리는 것이다.

림프액의 순환이 원활해져도 부종이 개선되지 않는 이유는 수분의 90%를 흡수하는 정맥의 순환이 원활하지 않기 때문이다. 정맥이야말로 체내 수분의 흐름을 담당하는 것이다. 림프액을 원활하게 순환시키기 위한 림프 마사지 등의 방법은 전신의 순환개선에 효과가 있다. 만약 이러한 방법이 효과가 없었거나 상태가 좋아졌다가도 금세 다시 나빠지는 사람은 정맥 혈류에 문제가 있다고 봐야 한다.

옛날 사람들은 호흡의 힘이 약해지면 체내 수분의 흐름이 나빠진다는 사실을 알고 있었다. 이러한 선조들의 지혜를 나타내는 말이 바로 폐의 통조수도다. '정맥의 혈류=물의 흐름'이라는 공식을 만들어내는 것은 바로 호흡이다.

혈류를 좋아지게 만드는 호흡을 하자. 몸이 부은 것 같다는 생각이 들면 의식적으로 심호흡을 해보자. 정맥의 혈류를 개선하기 위한 호흡은 깊고 큰 호흡이다. 앞에서도 소개한 '완전 호흡'이 효과적이다. 완전 호흡이나 복식 호흡이 어렵게 느껴진다면 '간단 단전 호흡법'을 실천해보기 바란다. 누워서 호흡하면 쉽게 복식 호흡의 감각을 익힐 수 있고 횡격막을 직접 아래위로 움직임으로써 정맥의 혈액을 위로 보내는 데 도움이 된다.

간단 단전 호흡법

1. 숨을 내쉴 때는 횡격막이 있는 상체를 약간 앞으로 기울인다.
2. 숨을 들이마실 때는 상체를 일으킨다.
3. 코로 들이마시고 내쉬는 호흡을 10회 정도 실시한다.

발을 따뜻하게 해서
'냉각 시스템화' 예방하기

하반신의 혈액을 심장으로 되돌려 보내는 힘이 약해지면 '냉증'에도 심각한 영향을 미친다. 발이 시린 증상으로 괴로워하는 사람이 많은데, 실은 이러한 '냉증'의 원인은 부종이 생기는 원인과 같다. 혈액의 역할 중 하나는 열을 전달하는 것이다.

혈액은 내장이나 근육에서 만들어진 열을 온몸에 전달하는데, 혈액이 순환되지 않고 발에 정체되면 온몸이 점점 차가워진다. 욕조에 뜨거운 물을 가득 받아놓고 그대로 두면 점점 물이 식는 것과 같은 이치다. 몸이 차가워지면 온몸에 열 대신 냉기를 전달하게 된다. 이렇게 되면 몸을 따뜻하게 만들려고 아무리 노력해봤자 전혀 효과가 없다. 발에서 차가워진 혈액은 제2의 심장인 종아리에 의해 전신으로 퍼져나간다. 결국 발에 온몸을 차갑게 만드는 냉각 시스템이 설치된 상태나 마찬가지다.

이러한 냉각 시스템 때문에 가장 심한 손상을 입는 것이 자궁과 난소다. 다리에서 오는 외장골정맥(外腸骨靜脈)과 내장·골반·생식기에서 오는 내장골정맥(內腸骨靜脈)이 만나 골반으로 들어가고, 골반에서 하나가 되어 위쪽으로 올라간다. 좌우 정맥이 합류하는 지점은 자궁과 난소 바로 옆에 위치한다. 그러므로 발에서 차가워진 혈액은 자궁과 난소를 차갑게 만든다.

한방에서는 자궁과 난소를 가리켜 '혈의 바다'라고 한다. 발이 차가워지면 혈의 바다가 꽁꽁 얼어버리고 만다. 게다가 혈액량까지 부족한 상태라면 냉각 시스템은 더욱 심각한 피해를 가져온다. 그렇지 않아도 부족한 혈액이 다리에 정체되어 있으면 제 역할을 다하지 못할 뿐만 아니라, 전체 혈액량이 적으면 혈액 온도도 쉽게 낮아지기 때문이다.

이처럼 발에 냉증 증상이 있으면 혈액이 원활하게 순환되지 않는다. 그렇게 되면 열도 제대로 순환되지 않는다. 그래서 '얼굴은 뜨겁고 발은 시린' 증상이 나타난다. 욕조의 뜨거운 물을 그대로 두면 위는 뜨겁고 아래는 차가워지는 것과 같은 상태가 된다. 이러한 증상을 치료하는 매우 효과적인 한방약이 있는데, 이 약은 몸을 따뜻하게 하거나 차갑게 해서 치료하는 것이 아니다. 욕조의 뜨거운 물을 섞으면 온도가 균일해지는 것처럼 혈액을 순환시킴으로써 온몸의 열을 일정하게 만드는 작용을 한다.

발을 따뜻하게 하면 냉증은 물론, 혈류 개선에도 효과가 있다. 밑에서부터 온도를 높여주면 욕조의 물을 섞는 것과 같은 효과가 나타난다. 또한 차가워지는 것 자체도 혈류를 악화시키는 원인이다. 추위는 인체에 스트레스가 된다. 그래서 추위를 느끼면 교감신경이 긴장되고 혈관이 수축된다. 혈관이 수축되면 당연히 혈액의 흐름도 나빠진다. 냉증 때문에 혈류가 나빠지고, 혈류가 나빠지면 점점 더 몸이 차가워지는 악순환이 되풀이된다.

혈류 악화와 냉증이 반복되는 악순환의 고리를 끊기 위해서는 발의 냉각 시스템을 없애야 한다. 발을 따뜻하게 만드는 가장 간단하고 효과적인 방법은 레그 워머(leg warmers)를 착용하는 것이다. 발목을 따뜻하게 해야 한다. 발목에는 지방이 없어서 피부 바로 밑에 혈관이 지나가기 때문에 열을 뺏기기 쉽다.

발가락 스트레칭이나 발 악수 스트레칭도 좋다. 발가락은 우리 몸에서 가장 차가워지기 쉽고 혈액의 흐름이 나빠지기 쉬운 부위다. 하반신의 혈류 악화가 시작되는 곳이기도 하므로 그만큼 개선 효과도 뛰어나다. 근육이 굳어 있으면 처음에는 통증이 느껴질지도 모른다. 따뜻한 물속에서 또는 목욕 후에 실시하면 더욱 효과적이다.

발 악수 스트레칭

① 앉은 상태에서 오른쪽 허벅지에 왼쪽 발목을 올려놓는다.

② 왼발의 발바닥과 오른손의 손바닥이 마주하도록 잡고, 손가락과 발가락
을 교차시켜 악수하듯이 꽉 쥔다.

③ 왼손으로 발목을 잡고 발을 돌린다.

④ 반대쪽도 같은 방법으로 실시한다.

'삼음교'와 '혈해'를 지압하면 혈류가 좋아진다

한방 의학에는 한방약을 사용하는 치료법과 함께 경혈(經穴)에 침이나 뜸을 놓는 '침구(鍼灸)' 치료법이 있다. '경혈'이란 우리 몸의 안과 밖의 기(에너지)가 통하는 통로인 '경락(經絡)' 상에 위치하는 지점으로 에너지의 출입문이라 할 수 있다. 경혈을 자극하는 것은 WHO(세계보건기구)에서도 의학적 효과가 인정된 치료법이다.

온몸의 경혈은 361개나 된다. 361개의 경혈은 각각 명칭과 위치, 효과가 정해져 있다. 그중에서 혈류 개선에 특히 도움이 되는 경혈이 '삼음교(三陰交)'와 '혈해(血海)'다. 삼음교과 혈해라는 경혈이 다리에 있는 것은 어떻게 보면 당연하다. 앞에서 설명한 바와 같이 여성의 혈류에 가장 중요한 것은 바로 정맥이며 다리에서 심장으로 향하는 정맥 혈류야말로 혈류 문제를 해결하는 데 간과할 수 없는 부분이기 때문이다.

삼음교는 정강이뼈 안쪽에 있는 혈자리로, 복사뼈 중심에서 손가락 네 개를 합친 정도의 지점에 있다. 삼음교란 세 개의 음경락(陰經絡)이 교차한다는 의미로, 이 경혈을 자극하면 세 가지 효과를 기대할 수 있다. 한방에서는 여성을 '음'이라고 여기니, 여성을 위한 혈자리라 해도 과언이 아니다.

교차되는 세 개의 경락은 '족태음비경(足太陰脾經)', '족궐음간경(足厥陰肝經)', '족소음신경(足少陰腎經)'이다. 전문 용어라 다소 어렵게 느껴질 수도 있지만 간단히 설명하면, 족태음비경은 위장,

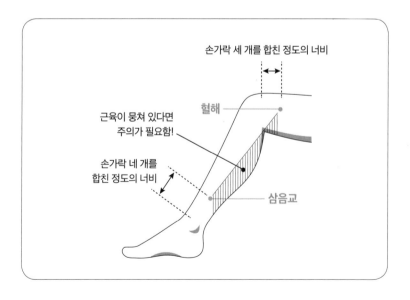

족궐음간경은 혈액, 족소음신경은 물의 순환이나 호흡과 관련이 있다. 지금까지 살펴본 내용이 그대로 나열되어 있다는 사실을 눈치 챘는가? 그렇다. 위장을 튼튼하게 해서 혈액이 만들어지도록 하고 혈액량을 증가시키며 혈액이 원활하게 순환되도록 하는 것이다. 그야말로 혈액량 부족으로 혈류가 나빠진 여성을 위해 존재하는 경혈인 셈이다. 참고로 임신 중인 여성의 삼음교를 자극하여 자궁의 혈류 변화를 조사한 결과 실제로 혈액량이 증가했다는 사실이 증명되었다.

또 다른 경혈은 '혈해'다. 혈해는 무릎뼈 안쪽에서 손가락 세 개를 합친 정도만큼 올라간 허벅지 부위에 있다. 혈해의 해(海)는 바다를 뜻하며, 여기저기에서 되돌아와 모이는 곳이라는 의미가 있다. 혈해는 혈액을 위장으로 보내는 기능을 하며, 많은 하천이 모여 바다를 이루는 모습과 비슷하다는 의미에서 이러한 이름이 붙여졌다. 다리에 모인 혈액이 정맥에서 합쳐져서 위쪽으로 흘러가는 모습을 보면 바다라는 이름이 아주 잘 어울린다. 또한 자궁을 '혈의 바다'라고 부르는 것 역시 우연의 일치가 아니다. 혈해의 혈자리는 자궁을 따뜻하게 하는 효과가 뛰어나서 생리통을 완화하는 혈자리로도 많이 알려져 있다.

삼음교와 혈해에는 혈류 개선 외에도 다양한 효과가 있다. 냉증을 치료하고 자궁이나 난소의 기능을 정상화함은 물론, 피부 미용과 미백 효과, 그리고 바스트업 효과도 기대해볼 수 있다.

경혈을 지압할 때의 포인트는 집중하는 것이다. 텔레비전을 보거나 다른 일을 하면서 경혈을 자극하면 효과가 떨어진다. 좋아하는 음악을 틀어놓거나 아로마 향을 피우는 등 심신의 긴장을 풀고 집중할 수 있는 환경에서 경혈을 지압하면 효과가 배가된다. 그리고 경혈을 자극하는 동안 다리 정맥에 고여 있던 혈액이 점점 위로 올라가 혈액 순환이 원활해지고 자궁이나 몸 전체가 따뜻해지는 이미지를 머릿속에 그려보자. 경혈을 지압할 때는 급하게 하지 말고 천천히 누른다. 숨을 내쉬면서 지그시 누르고 숨을 들이마시면서 서서히 힘을 뺀다.

삼음교와 혈해를 잇는 선, 허벅지와 종아리의 안쪽 근육이 뭉쳐 있지는 않는가? 만약 근육이 뭉쳐 있다면 혈류가 좋지 않다는 신호다. 이런 경우에는 의자에 앉은 상태에서 주먹을 허벅지 사이에 끼운다. 그리고 무릎 안쪽에서부터 허벅지 위쪽까지 주먹을 당긴다. 5~10회 반복하면 허벅지 안쪽이 따뜻해지면서 근육이 이완됨과 동시에 혈류도 좋아진다.

정맥의 혈류가 개선되어야
몸과 마음이 조화를 이룬다

한방의 개념에서 보면, 혈액은 그야말로 '음'의 존재다. 그리고 혈액의 흐름은 양의 동맥, 음의 정맥으로 나뉜다. '음 중의 음'인 정맥 혈류야말로 혈액 전체를 지탱하는 것이며, 우리 몸을 지탱하는 근간이다. 음이라고 하면, 볕이 들지 않는 음지나 수수함, 또는 소극적인 이미지를 떠올리기 쉽지만, 결코 그렇지만은 않다. 음이란 무언가를 떠받치고 있는 것, 조화와 평화, 신비롭고 눈에 잘 띄지 않는 것을 의미한다. 다정함, 친절함, 모든 것을 지탱하고 감싸 안는 깊은 사랑이다.

음과 양은 서로 의지하고 도움으로써 하나를 이룬다. 동맥과 정맥의 관계도 마찬가지다. 심장이 뛰며 혈액이 분출된다. 심장 박동이나 혈관의 맥박은 느낄 수 있다. 하지만 이러한 움직임을 뒷받침하고 있는 것은 다름 아닌 정맥이다. 혈액의 70% 이상이 모여 있는 정맥이 있기 때문에 비로소 동맥이 제 기능을 할 수 있다. 그러므로 정맥의 혈류를 개선해서 혈액이 원활하게 순환되도록 해야 한다. 혈액 순환이 나빠지면 우리 몸을 지탱하고 있던 근간이 무너지며 모든 조화가 깨지게 된다.

아무리 기술이 진보하고 의학이 발달해도 몸과 마음의 병은 그칠 줄 모르고 계속 늘어나고 있다. 옛날 사람들은 매일 긴 거리를 걸어 다녔다. 몸을 움직이면 자연스럽게 호흡도 깊고 크게 했을 것이다. 걷는 것과 호흡하는 것. 혈액 순환을 위해 필수적인 일이 현대인의 생활 속에서는 점점 줄어들었다. 혈류가 나빠지는 근본적인 원인은 바로 이 때문이 아닐까?

혈류가 나빠지면 감정적으로도 정서불안이 되기 쉽다. 나도 모르게 짜증이 나고 쉽게 화를 내게 된다. 반대로 말하면 혈액이 정체되지 않고 원활하게 흐르면 '음＝조화'를 유지할 수 있다. 본의 아니게 자꾸 다른 사람과 부딪힌다, 자신의 마음을 다스리지 못하고 감정을 그대로 분출해버린다, 마음의 안정을 찾지 못한다, 화가 난다, 이러한 문제가 생기는 까닭은 결코 성격이 나빠서가 아니다. 나빠진 혈류가 나쁜 영향을 미치고 있기 때문이다.

음이란 곧 조화를 의미한다. 혈액이 만들어져서 혈액량이 증가하고 혈액 순환이 원활해지면 몸과 마음은 다시 본래의 '나다운 나'로 돌아갈 수 있다. 식사와 수면이 개선되었으면 마지막으로 여기서 소개한 방법을 토대로 정맥의 혈류를 개선하기 위해 노력해보자.

혈류가 몸과 마음의
모든 문제를 해결한다

다양한 고민의 원인이 혈류에 있다는 사실은
혈류를 개선하면 여러 가지 고민이 해결된다는 말이기도 하다.
눈앞에 놓인 문제를 해결하려고 했을 뿐인데,
혈류 개선을 통해 다른 고민과 문제들이 줄줄이 해결된다.

혈류를 개선하면
다른 문제들도 함께 해결된다

혈액이 만들어지는 식사법, 혈액량을 늘리기 위한 수면법, 정맥의 혈류를 개선하고 순환시키기 위한 운동법에 대해 살펴보았다.
여기서는 고민별 해결 방법을 제시한다.

"통증이 사라지면 좋겠다!"

"병이 나으면 좋겠다!"

"날씬해지고 싶다!"

"예뻐지고 싶다!"

"아기가 생겼으면 좋겠다!"

이러한 바람이나 욕구에 솔직해져야 한다. 본래 눈앞에 보이는

벽이 가장 크고 높아 보이는 법이다. 하지만 눈앞의 고민이나 장애물인 벽을 뛰어넘어야 새로운 세계가 펼쳐진다. 애써 벽을 외면하고 앞으로 나아가기 위해 시도해봤자 앞이 보이지 않아 불안만 커질 뿐이다. 그러니 우선 눈앞에 있는 과제를 해결하자.

이미 눈치를 챘을 수도 있지만, 아무 관련이 없어 보이는 질환이나 증상의 원인이 모두 혈류 때문인 경우가 많다. 그래서 혈류를 개선하여 고민이 해결되면 덤으로 얻어지는 효과도 많다. 다양한 고민의 원인이 혈류에 있다는 사실은 혈류를 개선하면 여러 가지 고민이 해결된다는 말이기도 하다. 눈앞에 놓인 문제를 해결하려고 했을 뿐인데, 혈류 개선을 통해 다른 고민과 문제들이 줄줄이 해결된다. 지금부터 고민별 해결 방법을 자세하게 살펴보자.

혈류 개선으로 하체 비만 탈출

이전에는 다이어트 상담 환자가 많았다. 실제로 나 역시 88kg에서 68kg으로 20kg이나 체중을 감량한 경험이 있고, 천 명 이상의 상담 환자가 평균 5.9kg의 체중 감량에 성공했다. 다이어트 상담을 많이 하다 보니, 하반신의 살을 빼는 것이 매우 어렵다는 사실을 알게 되었다. 어깨나 허리, 배 주변은 살이 많이 빠졌는데 허벅지살이 전혀 빠지지 않은 경우도 있었다. 다이어트로 부위별 지방을 빼는 것은 상당히 어려운 일이다. K 씨 역시 하체 비만으로 고민하던 환자였다.

"어깨나 등 쪽의 살은 정말 많이 빠졌어요. 만나는 사람마다 살이 많이 빠졌다고 말하는데, 허벅지 살이 안 빠져요. 그리고 살이 빠진 건 좋은데 가슴까지 작아져서…."

그녀는 살이 빠져서 기쁘기는 하지만 여러 가지로 아쉬움을 느끼고 있었다. 이야기를 들어보니 간식은 먹지 않고 식사량을 줄이거나 칼로리를 제한하는 방법에만 치중하고 있었다. 하반신의 살이 빠지지 않는 이유가 있다. 우선 지방이 어떻게 연소되는지 알아보자.

우리 몸에는 지방으로 꽉 찬 지방 세포가 있다. 살이 찌면 이 지방 세포의 크기도 커진다. 음식을 먹고 약 2시간이 지나면 혈당이 떨어지는데, 이때 혈당을 올리기 위한 호르몬이 분비된다. 그러면 이 호르몬에 반응해서 지방 분해 효소인 리파아제(lipase)가 활성화되고 지방이 지방산으로 분해되어 혈액으로 방출된다. 그리고 지방산은 근육이나 그 외의 조직에 흡수되어 연소된다. 여기서 중요한 점은 '호르몬이 전달되지 않으면 지방은 분해되지 않는다', '체온이 낮으면 효소의 기능이 떨어진다'는 사실이다. 그런데 하반신은 이러한 악조건을 모두 갖추고 있다. 앞에서도 설명한 바와 같이 다리는 중력 때문에 혈액이 쌓이기 쉬운데, 이렇게 혈액이 쌓여 정체되면 혈류가 나빠진다. 그래서 지방을 분해하는 호르몬이 분비되어도 정작 다리까지는 잘 전달되지 않는다.

정체된 혈류라는 악조건을 뚫고 호르몬이 간신히 도착했다고 하더라도 또 하나의 난관이 기다리고 있다. 바로 낮은 체온이다.

인간은 상반신과 하반신의 체온이 서로 다르다. 이러한 차이가 발생하는 이유도 혈류가 나빠 열을 제대로 전달하지 못하기 때문이다. 상반신의 체온이 36도 전후를 유지하는 데 반해, 발의 온도는 10도 이상 낮은 경우도 있다. 온도가 낮아지면 지방을 분해하는 효소의 효과는 급격하게 떨어진다.

하반신의 살이 빠지지 않아 고민하던 K 씨 역시 어깨나 등, 가슴의 지방은 쉽게 빠졌다. 몸의 중심에 있는 부위라서 체온이 높고 혈액의 흐름이 원활했기 때문이다. 혈액의 흐름이 원활하고 체온이 높은 부위의 살이 먼저 빠진다. 거꾸로 말하면, 하반신의 살이 잘 빠지지 않는 이유는 혈류가 나쁘기 때문이다. 한방에서는 살이 찌는 체질을 다음과 같이 네 가지로 나누는데, 체질별로 다른 한방약을 처방하여 살이 잘 빠지도록 조절한다.

- **기허 비만** : 많이 먹지 않아도 살이 찌는 하체 비만이다.
- **기체 비만** : 스트레스가 많고 체중의 증감이 심하다.
- **습열(濕熱) 비만** : 식욕이 왕성하고 단단한 체격이다.
- **어혈 비만** : 등이나 팔 등의 상반신에 살이 많고 겉보기보다 체중이 많이 나간다.

그런데 혈액 순환이 잘 안 되면 한방약의 효과도 기대할 수 없다. 하체 비만의 문제는 식사 제한만으로는 결코 해결할 수 없으며 운동을 병행해야 균형 있게 살을 뺄 수 있다. 그 이유는 바로 혈류 때문이다. 몸을 움직이면 하반신의 혈류가 좋아져서 체온도 높아지므로 상반신과 마찬가지로 지방 분해가 순조롭게 이루어진다. 그러므로 운동은 필수다. 운동 중에서도 요가, 필라테스, 조깅과 같이 호흡을 중요하게 생각하는 운동이 효과적이다. 하지만 운동은 생각보다 어렵다. 말처럼 쉬운 일이었다면 누구나 다이어트에 성공했을 것이다.

K 씨도 마찬가지였다. 그래서 추천한 방법이 앞에서도 소개한 '발뒤꿈치 올렸다 내리기 운동'과 '완전 호흡'이다. 다리의 혈류를 개선하기 위해서는 정체된 정맥의 혈액을 위쪽으로 보내야 한다. 정맥혈이 위쪽으로 올라가면 다리의 혈류가 자연스럽게 개선되고 다리의 체온도 높아진다.

다리의 혈류를 개선하기 위해서는 발뒤꿈치 올렸다 내리기 운동이 매우 효과적이다. 지방의 연소는 식후 2시간 이후부터 시작된다. 그래서 K 씨에게 타이머를 맞춰두고 식후 2시간 이후부터 1시간 간격으로 발뒤꿈치 올렸다 내리기와 완전 호흡을 하고 집에 돌아오면 족욕을 하도록 권했다. 그 결과 하반신의 살이 빠지기 시작했다.

살이 빠짐과 동시에 K 씨의 분위기도 점점 변했다. 가장 눈에 띈 변화는 복장이었다. 하체 비만이 콤플렉스였던 그녀는 항상 다리가 보이지 않는 바지에 긴 상의를 입어 몸을 완전히 가리고 다녔다. 그러다 보니 실제보다 훨씬 나이가 들어 보였다. 두꺼운 종아리 때문에 치마는 절대 입을 수 없다고 생각했다. 좋아하는 계절은 겨울이었는데, 그 이유는 롱부츠로 다리를 가릴 수 있는 겨울에만 예쁜 치마를 입을 수 있기 때문이었다. 하지만 겨울에 조차 부츠를 벗어야 하는 상황이 생길까 봐 두려움에 떨었다. 엉덩이에서 허벅지까지의 몸매가 드러나는 것이 끔찍하다고 말할 정도였다. 그랬던 그녀가 마치 다른 사람처럼 웃으면서 몸매가 드러나는 바지를 입고 나타났을 때는 나도 깜짝 놀랐다.

K 씨에게 가장 큰 변화가 있었던 것은 바로 직장 생활이었다. 회사 유니폼이 타이트한 스커트였기 때문에 하체 비만 콤플렉스가 있던 그녀는 업무 시간이 가장 괴로운 시간이었다. 그런데 몸매에 자신이 생기면서 업무에 더욱 집중할 수 있게 되었다. 그동안 한 번도 칭찬을 받아본 적이 없었는데, 상사로부터 일을 잘했다는 칭찬도 받게 되었다. 하체 비만은 혈류 개선으로 해결할 수 있다. 콤플렉스였던 체형이 바뀌면 자신감도 생긴다. 그러니 혈류 개선을 위해 노력하자.

생리통은 없는 것이 정상이다

여자 환자를 상담을 할 때는 환자의 생리 상태를 자세히 살펴본다. 생리는 여성의 건강 상태를 그대로 보여주는 척도이기 때문이다. '생리 기간에 생리통은 당연하다'라고 생각하는 여성들이 많은데, 통증이란 이상을 나타내는 신호다.

사람들은 머리가 아프거나 배가 아프면 '무슨 문제가 있나?', '뭘 잘못 먹었나?' 하고 걱정한다. 생리통도 마찬가지다. 머리나 배를 걱정하듯 자궁도 걱정과 보살핌이 필요하다. 생리통은 없는 것이 정상이다.

'생리=월경'이란 대체 무엇일까? 생리란 단순한 자궁의 출혈이 아니다. 자궁벽인 자궁 내막이 한 달에 한 번씩 떨어져 나오는 현상이다. 자궁 내막은 수많은 모세 혈관으로 이루어져 있는데, 내막이 떨어져 나올 때 효소에 의해 액체 상태로 분해된다. 자궁 내막에서는 프로스타글란딘(prostaglandin)이라는 물질이 분비되어 생리혈을 몸 밖으로 내보내기 위해 자궁을 수축시킨다. 혈액량이 부족하거나 냉증으로 인해 혈류가 나빠지면 프로스타글란딘의 분비가 과잉되어 생리통과 염증을 일으키게 된다.

한방에서는 '불통즉통(不通則痛, 통하지 않으면 아프다)', 즉 혈류가 나쁘면 통증이 발생한다고 여긴다. 냉증과 혈류 악화는 서로 영향을 주고받으며 생리통을 더욱 악화시킨다. 몸이 차가워지면 혈관이 수축하여 혈류가 나빠지고, 혈류가 나빠지면 혈액이 제대로 운반되지 않으므로 몸이 차가워지기 때문이다.

생리통뿐만 아니라 대부분의 부인과 관련 질환이 냉증과 혈류 악화 때문에 발생한다. 생리통이 있다는 것은 자궁의 혈류가 나쁘고 냉증이 있다는 의미다. 큰 병이 되기 전에 미리 관리하라는 몸이 보내는 중요한 신호기도 하다. 생리통도 없고 규칙적으로 생리를 한다면 부인과 관련 질환에 걸릴 위험도 낮다고 할 수 있다. 생리에 관한 다음의 네 가지 항목을 체크해보자.

① 생리통은 없는가?
② 생리혈은 맑은가?

③ 생리혈에 덩어리는 없는가?

④ 생리혈의 색은 밝은가?

특히 생리를 할 때 덩어리가 나오면 주의가 필요하다. 나쁜 찌꺼기가 나와 몸속이 깨끗해졌다고 좋아하는 사람도 있는데, 전혀 근거 없는 착각이다. 자궁이 정상적으로 활동하지 못해서 덩어리가 나오는 것이기 때문이다.

혈액량이 증가하면 가장 큰 차이를 보이는 것이 바로 생리의 변화다. 매달 찾아오는 생리를 통해 변화를 눈으로 확인하면, 몸이 건강해지고 있다는 사실을 확실히 느끼게 된다.

"정말 효과가 있는 건지 조금 걱정이 됐었는데, 생리가 완전히 달라져서 깜짝 놀랐어요. 생리통이 사라진 건 물론이고, 생리혈도 달라졌어요. 색이 밝아지고 덩어리도 없더라고요. 그걸 보니 '예전에는 몸이 정말 안 좋았구나' 하는 생각이 들었어요."

이렇게 말하는 환자도 많다. 생리는 여성의 건강을 나타내는 척도라 할 수 있다. 자궁은 혈의 바다, 그곳에서 흘러나오는 혈액인 생리는 혈액의 상태를 외부에서 알 수 있는 가장 확실한 방법이기도 하다.

생리통이 있다는 것은 혈액 상태에 문제가 있다는 말이다. 그대로 두면 자궁내막증과 같은 부인과 질환으로 진행될 위험도 있다. 어느 정도의 통증을 생리통이라고 말하는지 질문을 받는 경우가 있는데, 몸이 무겁게 느껴지거나 약간 불편함을 느끼는 정도는 별로 문제가 되지 않는다. 하지만 진통제를 복용해야 할 정도의 통증, 약을 먹어야 편해질 정도라면 확실한 생리통이다.

단, '생리통이 없어야 정상'이라고 말하면 진통제를 복용하지 않고 통증을 참는 사람들이 있는데, 이는 바람직하지 않다. 진통제는 가능하다면 사용하지 않는 것이 이상적이기는 하지만, 통증이 있다면 참지 말고 복용하는 편이 낫다.

생리통은 악화된 혈류가 자궁에 영향을 미치고 있다는 신호다. 자궁내막증, 자궁내막종(endometrioma), 자궁근종, 불임, 자궁경부암 등 자궁·난소계에 발생하는 모든 질환의 배경에는 혈류 악화가 있다. 생리통을 그대로 방치하면 온갖 부인과 질환을 일으키는 원인이 된다.

나는 상담을 통해 증세가 심각한 부인과 질환 환자들을 많이 만났다. 병으로 진행되거나 증상이 심해지고 나면 이미 늦다. 생리통 단계에서 위험성을 깨달아야 한다. 그래서 병으로 진행되기 전에 막아야 한다. 생리통은 '혈류가 나빠졌다'는 사실을 알려주는 몸이 보내는 경고다.

생리통을 완화하는 응급 처치 방법은 몸을 따뜻하게 하는 것이다. 우선 자궁이 차가워지지 않도록 해야 한다. 배에 복대를 하고, 다리가 차가워지면 자궁도 차가워지므로 양말이나 레그 워머를 착용한다. 이렇게 몸을 따뜻하게 하는 방법은 어디까지나 응

급 처치일 뿐 근본적인 해결은 아니다. 혈액량을 늘리자. 혈류를 개선해서 몸이 따뜻해지면 생리통은 반드시 없어진다.

자궁내막증의 통증에서 벗어나자

"생리통이 너무 심해서 진통제를 먹어도 회사에 출근할 수가 없어요. 생리 기간이 아니어도 자주 배가 아프고 변을 볼 때도 통증이 있고…. 부정 출혈도 있고 항상 통증 때문에 괴로워요."

K 씨는 병원에서 자궁내막증이라는 진단을 받고 수술을 받았다. 한동안은 통증이 완화된 것 같았는데 다시 심해져서 호르몬제 치료를 시작했다고 했다. 하지만 통증이 나아지지 않자 나를 찾아왔다.

자궁내막증은 자궁 안에 있어야 할 자궁내막 조직이 자궁 밖에 증식하는 질환이다. 병명도 생소하고 자신과는 관계없는 질환이라고 생각할지도 모른다. 하지만 생리를 하는 여성 10명 중 1명이 자궁내막증 환자이며, 잠재적인 환자의 수는 200만 명을 넘는다고 한다. 심한 통증을 동반할 뿐만 아니라 내장 유착이나 자궁내막종, 심해지면 난소암을 유발하거나 불임의 중대한 원인이 되기도 한다. 그럼에도 불구하고 서양 의학에서는 자궁내막증의 원인조차 밝히지 못하고 있다.

호르몬제 치료나 수술을 받아도 완치가 매우 어려운 질환이다. 특히 K 씨처럼 수술로 일단 통증이 개선된 것 같았는데 다시 악화되는 경우가 매우 많다. 한방에서는 혈류 악화 상태의 방치를 질병의 발생 원인으로 간주한다. 질환을 일으키는 체질이 바뀌지 않았기 때문에 다시 재발하는 것이다.

예로부터 '이경지혈(離經之血)'이라는 말이 있는데, 본래 혈액이 지나는 길로부터 떨어진 혈액이라는 뜻이다. 자궁 내에 있어야 할 내막이 다른 장소에 증식하는 자궁내막증은 말 그대로 이경지혈이 늘어난 상태다. 한방에서는 '온양활혈(溫陽活血)' 방법의 한방약을 사용하여 치료한다. '온양'은 따뜻하게 하는 양의 힘을 높이는 것이고, '활혈'은 혈류를 좋게 하는 것을 의미한다.

한방약을 사용하면 효과를 극대화할 수 있지만, 근본적인 해결법은 변하지 않는다. 다시 말하지만 몸을 따뜻하게 하고 혈류를 개선하는 것이 근본적인 해결법이다. K 씨는 몸을 따뜻하게 하고 혈류를 개선하기 위해 철저하게 노력했다. 그 결과 상담 중에 이렇게 말했다.

"초경이 시작되고 나서부터 늘 생리통에 시달렸어요. 평소에도 항상 통증이 저를 괴롭혔죠. 업무 시간에도 그렇고, 놀러 가서도 통증 때문에 마음껏 즐기지 못했어요. 그런데 이렇게 통증이 싹 사라지다니 꿈만 같아요."

통증은 정말 사람을 힘들게 한다. 혹시 통증 때문에 괴로워하고 있다면, 우선 혈액량부터 늘리자. 그래서 통증으로부터 자유로워지기를 바란다.

갱년기가 편해지는 비결

"최근 생리 주기가 24일 정도로 점점 짧아지고 있어요. 생리하는 기간은 길어지고요. 왠지 몸도 무겁고, 모든 일에 의욕이 없어요. 저 괜찮은 건가요? 벌써 갱년기가 시작된 걸까요?"

47세의 F 씨는 갱년기 증상이 의심된다며 나를 찾아왔다. 갱년기가 되면 예전보다 생리 주기가 짧아지다가 점점 주기가 길어지는 등 생리 주기가 불규칙해지다가 폐경이 찾아온다. F 씨의 나이나 갱년기에 많이 나타나는 증상임을 고려하면 갱년기를 의심하는 것도 무리는 아니다. 하지만 갱년기를 너무 두려워하지 않아도 된다.

옛날에는 여성의 몸이 7년 주기로 변하고 47세에 폐경이 찾아온다고 했다. 실제로 일본인의 폐경 연령은 평균 50세 정도다. 그리고 폐경 전후의 5년을 갱년기라고 하므로 지금이나 옛날이나 폐경 시기에 큰 차이는 없다.

갱년기 증상으로는 갑자기 열이 오르는 열감 증상이 대표적인데, 그뿐만이 아니다. 어깨 결림, 피로감, 두통, 요통, 불면증, 짜증, 피부의 가려움, 가슴 두근거림, 우울감, 어지러움, 건조 등 육체적으로나 정신적으로 다양한 증상이 나타난다. 폐경의 직접적인 원인은 난소 기능의 저하 때문이다.

여성 호르몬인 에스트로겐이 급격하게 감소하면 다양한 증상이 나타난다. 갱년기가 되면 누구나 에스트로겐이 감소하는데, 사람에 따라 불편함을 느끼는 증상이나 정도의 차이가 크다. 갱년기 장애의 발병률은 정확하게 밝혀지지 않았지만, 대상 세대의 40%인 약 560만 명의 여성이 치료가 필요한 상태로 여겨진다.

갱년기를 편안하고 즐겁게 보내는 사람도 있는 반면 심한 우울감과 질환 때문에 고생하는 사람도 있다. 여성 호르몬의 감소가 갱년기의 원인임은 틀림없지만 신기하게도 여성 호르몬의 양이 많고 적음이 증상의 정도를 결정하는 것은 아니다. 갱년기를 편하게 보낼 수 있을지 없을지에 대한 해답은 '혈액'에 있다. 한방에서는 여성에게 나타나는 일종의 신경증 증상을 '혈의 도증(道症)'이라고 하는데, 갱년기 장애도 그중 하나다. 혈의 도증은 이름에서도 알 수 있듯이 혈액과 깊은 관련이 있는 증상이다.

그리고 혈액량이 부족한 체질일수록 갱년기 장애가 심하게 나타난다. 이 말을 뒤집어 보면 혈액량을 충분히 보충해두면 갱년기를 편안하게 보낼 수 있다는 말이 된다. 중국에서는 한방약의 효과를 의학적으로 증명하기 위한 임상 연구가 활발하게 이루어지고 있는데, 갱년기 여성을 대상으로 한방약을 사용해서 혈액량을 보충하기 위한 연구 자료도 있다. 연구 결과 조사 대상의 30%가 증상의 치료 효과, 60%는 증상의 개선 효과, 나머지 10%는 증상이 가벼워진 유효 효과를 보인 것으로 나타났다. 부족한 혈액량을 보충하는 것은 갱년기 증상에 뛰어난 효과를 발휘한다.

갱년기에 혈액량을 늘려 증상을 개선하는 데 가장 적합한 식재료는 된장이다. 일본인은 서양인보다 갱년기 장애 증상이 가벼운 편이라는 인식이 있었는데, 예전보다 심각한 증상으로 힘들어하는 사람이 점점 늘어나고 있다. 그 원인은 된장과 같은 콩으로 만든 식품의 섭취가 줄어들었기 때문이다. 콩에 함유된 이소플라본(isoflavone)이 갱년기 장애를 경감시킨다는 사실은 이미 널리 알려져 있다. '그럼, 콩으로 만든 음식은 다 좋은 거 아닐까?' 하는 생각이 들 수도 있지만, 된장이 특별히 효과적인 이유가 있다.

보통은 '대두 이소플라본'이라는 용어로 통용되고는 있지만, 이소플라본에는 몇 가지 종류가 있다. 실제로 아무리 두부를 많이 먹고 두유를 많이 마셔도 별로 의미가 없다. 두부나 두유는 흡수가 잘 안 되는 종류의 이소플라본이기 때문이다. 한편 된장에 많이 함유된 다이제인(daidzein)이라는 종류의 이소플라본은 체내에 흡수가 잘 되기 때문에 효과적이다. 이런 이유 때문인지 약선 요리에는 된장이 많이 사용된다.

한방에서 말하는 '혈'은 혈액뿐만이 아니라 호르몬이나 영양분도 포함된 개념인데 똑같이 콩으로 만든 제품이라도 두유나 두부에는 혈액을 보충하는 기능이 없다. 된장만이 혈액을 보충해준다. 옛날 사람들은 여성 호르몬의 부족을 된장의 이소플라본이 보충해주는 효과를 이미 알고 있었던 것 같다.

F 씨 역시 혈액 보충에 중점을 두고 치료를 진행했다. 물론 식사에 된장국은 필수다. 혈액량이 늘어남에 따라 부정출혈도 없어지고 몸이 무겁고 나른한 증상도 없어졌다. 몸의 불편한 증상이 사라지자 기분도 편안해졌다고 한다.

'갱년기'라는 단어는 메이지 시대에 서양 의학이 전파되면서 'climacteric'이라는 영어가 번역되면서 생겨났다. 어원은 그리스어인 'klimakter'로, 인생의 중대한 시기, 전환기를 의미한다. 확실히 여성에게 갱년기는 인생의 전환기임이 틀림없다. 이 시기를 기점으로 육체적으로나 정신적으로 큰 변화를 겪으면서 골다공증, 동맥경화, 심근경색 등의 생각지도 못했던 질환에 걸릴 위험도 커진다.

자녀의 진학이나 취직, 가족이나 자신의 질병, 병에 걸린 부모

님의 간호, 상속 문제 등 인생의 여러 가지 문제와 사건이 일어나는 시기이기도 하다. 하지만 갱년기는 결코 부정적인 것이 아니며 두려워할 필요도 없다. '갱년(更年)'이라는 단어에는 나이가 들면서 인생의 깊이가 깊어지고 인생을 다시 시작한다는 의미도 있다. 혈액량을 보충하여 몸의 균형을 유지하면 갱년기 장애도 편안하게 넘길 수 있다. 혈류를 개선하여 몸과 마음이 편안한 상태로 인생의 새로운 페이지를 맞이하자.

임신을 가능하게 하는 혈류의 힘

"아기를 갖는 게 이렇게 힘들지 상상도 못 했어요. 26세에 결혼해서 벌써 10년이나 지났네요. 병원에서 불임 치료를 받은 지도 벌써 5년이나 됐어요. 처음에는 시험관 시술을 받으면 임신이 될 줄 알았는데….."

C 씨는 이렇게 말을 시작했다. 부인과 한방 상담 중에서 가장 많은 부분을 차지하는 것이 불임 상담이다. 임신에는 혈액이 결정적인 역할을 담당한다. 특히 한방에서는 자궁 · 난소계의 힘은 바로 혈액의 힘이므로 혈액량 부족이나 혈류 악화는 불임에 직접적인 악영향을 미친다고 생각한다. 또한 수정란이 자궁에 착상될

때나 태아가 배 속에서 자라날 때도 엄마와 아기를 연결하는 것은 모두 혈액을 통해 이루어진다.

임신 중에 빈혈에 걸리기 쉬운 이유도 엄마가 두 명분의 혈액을 만들어야 하기 때문이다. 출산할 때 출혈양도 많은 데다가 모유 역시 혈액으로 만들어진다. 임신과 출산, 모유는 모두 혈액에 의해 이루어진다고 해도 과언이 아니다. 그래서 혈류량이 충분하지 못하면 임신이 되기 힘들고 만약 인신이 되었다고 해도 그 이후에 많은 어려움이 따른다.

임신을 가능하게 하는 힘은 바로 혈류의 힘이다. C 씨처럼 불임으로 힘들어하는 대부분의 여성은 혈류량이 부족한 경우가 많다. 체질을 살펴보면 혈액이 만들어지지 않아서 혈액량이 부족하고 혈액 순환이 원활하지 않은 상태다. 당연히 몸도 마음도 균형이 깨져서 점점 임신이 힘들어진다.

불임이란, 임신이 되도록 하는 힘이 부족한 상태를 말한다. 병원에서는 그 부족함을 채우기 위해 불임 치료를 한다. 배란일에 맞춰 임신을 시도하는 방법, 인공수정, 시험관 시술 등의 치료가 있으며 단계가 높아질수록 임신 가능성이 커진다고 할 수 있다. 단, 이러한 시술은 그때그때 부족함을 메우는 것일 뿐 임신을 가능하게 하는 힘 자체를 강하게 만들어주지는 못한다.

이와 반대로, 몸의 건강 상태를 바로잡는 것은 임신이 가능한 상태까지 그 힘을 끌어올리는 일이다. 혈류가 좋아지면 자궁ㆍ난소계의 기능이 좋아진다. 생리통이 없어지고 생리 주기가 규칙적으로 변한다. 자궁의 환경도 개선된다. 부족했던 혈류량이 증가하면 부인과 질환뿐만 아니라 전체적으로 건강해진다.

"몸이 정말 좋아지는 게 느껴져요. 건강해지는 느낌이랄까요? 몸이 좋아지니까 마음도 편안해지고 여유가 생기는 것 같아요. 계속 불임 치료를 받으면서 몸도 마음도 너무 지쳤는데, 조급해하지 않아도 된다는 생각이 들면서 여유가 생겼어요. 치료를 받는 동안 정말 예민해졌었거든요. 주변 사람들이 하나둘씩 결혼을 하고 금방 임신을 하면 부럽기도 하고요. 심지어 '아기에 대한 간절함이 부족한 거 아니야?'라는 말을 들었을 때는 정말 너무 힘들었어요. 그러던 어느 날, 아기가 하늘에서 엄마를 내려다보고 있다는 이야기를 들었어요. 그 이야기를 듣고 나 자신과 주변 사람들에게 너무 예민하게 굴어서 아기가 오지 않는 걸지도 모른다는 생각이 들었지요. 그래서 되도록 화를 내지 않고 항상 웃으려고 노력했어요. 늘 밝은 모습으로 생활하려고 노력하다 보니 기분도 점점 변하더라고요."

늘 예민했던 C 씨의 마음이 편안해진 것은 물론 항상 웃으려고 노력한 덕분일 수도 있다. 하지만 그녀는 이런 말을 덧붙였다.

"몸 상태가 좋아지니 마음에 여유가 생겼어요."

C 씨의 심리 상태가 변한 것은 혈액량이 늘어나 건강해진 것이 큰 역할을 했다고 생각한다. 원래 혈액이 제대로 만들어지지 않

아 혈액량이 부족하고 혈액 순환이 잘 되지 않았던 C 씨는 체질적으로 의욕이 없고 쉽게 불안해하며 예민한 성격이었다. 그런데 혈액량이 늘어나 체질이 바뀌자 신체의 불편한 증상들이 기분에 나쁜 영향을 미치게 되는 일이 없어졌다. 그 결과 마음이 편안해진 것이다.

"시험관 시술까지 받았는데도 한 번도 임신이 된 적이 없었어요. 건강한 수정란이 만들어지지 않았거든요. 그랬는데 혈액량을 늘리고 나서 처음으로 건강한 수정란이 만들어졌어요. 그래서 임신에 성공한 아이가 바로 이 아이예요. 임신 사실을 알고 얼마나 기쁘던지…. 그런데 임신 중에 아기가 잘못된 것은 아닐까 생각될 정도로 심하게 하혈을 한 적이 있어요. 그런 위기를 이겨내고 이렇게 건강한 아기가 태어나주어서 정말 행복해요."

품속에 안겨 있는 아기를 사랑스럽게 바라보며 C 씨가 말했다.

"불임 치료를 받는 동안에는 결과가 나오는 날까지 가만히 기다릴 수가 없었어요. 몇 번이고 임신 테스트기로 확인을 했었지요. 하지만 임신이 되었다는 두 줄은 보이지 않고…. 그런데 이 아이를 임신했을 때는 병원에서 결과가 나오는 날까지 한 번도 테스트를 해보지 않았어요. 아주 편안한 마음으로 결과를 기다렸던 것 같아요."

혈류량이 늘어나면 자궁과 난소의 힘이 강해져서 임신이 잘 되게 하는 직접적인 효과가 있다. 그런데 몸이 변하는 것뿐만 아니라 마음의 상태도 편안해진다. 그러므로 임신을 가능하게 하는 힘은 곧 혈류의 힘이라 할 수 있다. 혈류 개선이야말로 임신이 가능한 몸과 마음의 상태를 위해 절대적으로 중요하다.

노화를 방지하는 콜라겐은
혈류에 의해 생성된다

"얼마 전에 동창회에 나갔는데 대체 무슨 시술을 받은 거냐는 질문을 얼마나 많이 받았는지 몰라요."

R 씨는 기쁜 표정으로 말했다. 그녀는 부인과 질환을 치료하기 위해 혈액량을 늘리는 중이었다. 결코 미용을 목적으로 한 것은 아니었다.

여성의 외적인 아름다움의 조건 중에서 탄력 있고 투명한 피부는 매우 중요하다. 거칠고 상한 피부, 끝이 갈라지고 푸석푸석한 머리카락은 아름답다고 느끼지 못한다. 그런데 피부와 머리카락, 손톱의 아름다움은 '혈액'과 매우 깊은 관련이 있다. 따뜻한 물에 들어가 목욕을 하면 혈색이 좋아지고 피부가 맑아 보이는데, 혈류가 좋아지면 피부가 예뻐지기 때문이다. 영양분과 산소가 온몸 구석구석까지 전달되므로 세포 하나하나에 생기가 넘치게 되는 것이 당연하다. 그리고 피부를 칙칙하게 만드는 노폐물도 제거된다. 또한 아름다움은 혈류뿐만 아니라 '혈액' 자체와 깊은 연관성이 있다.

피부 미용이라고 하면 '콜라겐'이 떠오르지 않는가? 시판되는 콜라겐을 섭취하면 피부가 탱탱해져야 한다. 그런데 효과가 있는 사람이 있고 없는 사람이 있다. 그 이유는 콜라겐이 위장에서 아미노산으로 분해되어 체내에 흡수되었다가 재합성되기 때문이다. 재합성 과정에서 철분이 필요한데, 철분이 가장 많이 저장된 곳이 바로 혈액이다. 그러니 혈액량이 부족하면 당연히 철분의 양도 부족하다.

콜라겐을 섭취해도 효과가 없는 사람은 혈액량이 부족하기 때문이다. 혈액량이 부족해서 콜라겐이 재합성되지 않으므로 섭취한 콜라겐이 아무 효과를 발휘하지 못하는 것이다. 콜라겐은 진피의 약 70%를 차지하며 피부의 탄력을 좌우한다. 그리고 피부 속 콜라겐은 합성과 분해를 반복하는데, 노화된 콜라겐은 점점 노랗게 변한다. 이것이 피부가 칙칙해지고 탄력이 떨어지게 되는 원인인데, 분해된 콜라겐은 다시 새로운 콜라겐으로 재생된다. 그런데 혈액량이 부족하면 노화된 콜라겐이 제대로 재생되지 않는다. 재생이 되지 않는다니, 무섭지 않은가? 참고로, 당분을 지나치게 섭취하면 콜라겐의 노화가 가속되므로 단 음식은 너무 많이 먹지 않는 것이 좋다.

콜라겐 영양제로는 생선 콜라겐이나 돼지 콜라겐이 유명하다. '미(美)'에 대한 관심은 현대 여성에게만 해당하는 이야기가 아니다. 옛날, 한방에서는 콜라겐을 '교(膠)'라 하여 미용에 중요한 성분으로 귀하여 여겼다. 사슴의 뿔을 고아 만드는 녹각교(鹿角膠), 거북의 등껍질로 만드는 구판교(龜板膠), 당나귀의 피부로 만드는 아교(阿膠) 등 다양한 종류가 있다. 절세미인으로 유명한 양귀비가 피부 미용을 위해 몰래 아교를 마셨다는 문헌이 존재하고, 영화 〈마지막 황제〉에 등장하는 서태후 역시 아교를 애용했다는 역사적 기록이 남아 있다.

단, 한방에서는 아교 섭취만으로는 충분한 효과를 보지 못한다는 사실을 경험을 통해 알고 있었다. 그래서 아교를 단독으로 사용하는 경우는 거의 없었다. 반드시 다른 생약과 함께 사용했다. 이때 사용하는 약제는 위장 기능을 강화해 흡수율을 높이는 약과 혈액량 증가 효과가 있는 약, 그리고 혈액 순환에 도움이 되는 약이다. 이러한 약을 배합해서 한방약으로 사용했다. 나도 이러한 약을 자주 처방하는데, 건강해지고 아름다워지는 효과가 뛰어나다.

아무리 비싼 화장품이나 메이크업 도구를 사용해도 피부 자체를 바꾸기는 힘들다. 탱탱하고 윤기 있는 촉촉한 피부를 만들 수 있는 것은 바로 피부의 70%를 차지하고 있는 콜라겐뿐이다. 혈액 검사를 통해 일본인 여성의 절반이 잠재적인 철분 부족이라는 사실이 밝혀졌다. 이러한 사실을 고려하면, 일본인 여성의 두 명 중 한 명에게 가장 필요한 미용법은 혈액량 증가라고 할 수 있다. 아름다워지기 위한 노력이 별로 효과가 없었던 이유는 혈류의 중요성을 알지 못했기 때문이다. 혈액량을 늘려 아름다움을 되찾자.

탈모, 머리카락은 혈의 여분

아름다움의 열쇠인 콜라겐의 합성과 재생을 위해서는 혈류가 중
요하다고 설명했다. 혈액량이 부족해서 콜라겐이 제대로 생성되
지 않으면 피부만 영향을 받는 것이 아니다. 더욱 심각하게 영향
을 받는 것이 또 하나 있다. 바로 머리카락이다.

한방에서는 '머리카락은 혈의 여분'이라고 한다. 혈액량이 충분
해야 머리카락도 풍성해진다. 여성은 출산하고 3개월 정도가 지
나면 머리카락이 많이 빠지는데, 이는 출산으로 인한 혈액 손실
과 관련이 있다. 머리카락은 두피의 모낭 끝에 있는 작은 말발굽
모양의 돌기 조직인 모유두(毛乳頭)에서 자라나는데, 모유두는 콜

라겐에 의해 활성화된다. 두피를 건강하게 만들어서 머리카락이 자라나기 좋은 환경을 만드는 것은 물론, 머리카락을 만드는 과정에도 콜라겐이 필요하다.

머리숱이 적어 고민이라며 Y 씨가 상담을 받으러 왔다. "너무 걱정하지 마세요. 혈액량이 늘어나면 머리카락도 많아집니다" 하고 가볍게 말하자, 그녀는 나를 가만히 쳐다보다가 "보실래요?" 하면서 모자를 벗었다. 모자를 벗은 그녀를 보고 나는 할 말을 잃었다. 이런 말을 하기는 미안하지만, 그 자리에는 머리카락이 거의 없는 대머리 여성이 앉아 있었다. 자신의 이런 모습을 다른 사람에게 보여주는 것은 엄청난 용기가 필요했을 것이다. 그런데도 나아지고 싶다는 간절한 마음 하나로 모자를 벗고 상담을 받은 것이다. 체질을 체크해보니 생각한 대로 혈액이 부족했다. 그래서 먼저 혈액량을 늘리기 위해 노력했다.

"머리카락이 빠지기 시작했을 때는 정말 무서웠어요. 우선 빠지는 것을 최대한 줄이고 싶었지요. 머리를 감을 때 머리카락이 빠지니까 그게 무서워서 3일 동안 머리를 감지 못한 적도 있었어요. 욕실 배수구를 하루라도 청소하지 않으면 머리카락으로 막힐 정도였어요."

Y 씨는 피부과 치료도 받고 있었지만, 몸속부터 건강해지지 않으면 머리카락이 자라나지 않을 것으로 생각해서 나를 찾아왔다. 혈액량 증가가 놀라운 효과를 보여 지금은 완전히 정상적인 모습

을 되찾았다.

기적과 같은 속도로 머리카락이 자라난 또 다른 원인이 있었는데, 그것은 바로 긍정적인 마음가짐이었다. 좋지 않은 상황에서도 매사를 긍정적으로 생각하고, 머리카락뿐만 아니라 건강에 문제가 있던 다른 부분에도 관심을 기울였다. 늘 웃는 얼굴로 즐겁게 이야기하는 Y 씨를 보며 몸과 마음 모두가 중요하다는 사실을 새삼 깨달았다. 불안한 시간을 보내는 동안 마음의 안정을 유지하는 데 혈액량 증가가 큰 도움이 되었을 것이다.

또 한 가지, 탈모에서 간과해서는 안 될 중요한 요인이 있다. 바로 남성 호르몬이다. 남성 탈모는 남성 호르몬인 테스토스테론(testosterone)과 관련이 있다는 사실은 들어본 적이 있을 것이다. 남성 호르몬 일부가 탈모를 유발하는 물질로 변해서 머리카락을 만들어내는 모모 세포(毛母細胞)를 공격한다는 것이다. 그렇게 되면 머리카락이 점점 가늘어지다가 빠지고, 새로운 머리카락이 자라나지 않게 된다.

그런데 사실은 여성의 탈모 역시 같은 이유로 발생한다. 여성의 몸에도 남성 호르몬이 존재하는데, 그 양은 남성의 20분의 1 정도에 불과하다. 그리고 여성 호르몬인 에스트로겐이 남성 호르몬의 영향을 억제하고 있는데, 여성 호르몬이 감소하면 남성 호르몬을 억제하는 기능이 떨어진다. 그러면 남성 호르몬이 변해서 모모 세포를 공격하기 때문에 탈모 증상이 나타난다.

여성 탈모는 머리카락이 가늘어지고 전체적으로 숱이 적어진 다는 특징이 있다. 또한 여성 호르몬 자체에 모발의 발육을 촉진 시키는 기능이 있으므로 여성 호르몬이 줄어들면 당연히 머리숱 이 적어진다. 혈류가 나빠지면 난소의 기능도 저하된다. 난소가 약해져서 여성 호르몬의 분비가 감소하면 탈모에 영향을 미친다. 예로부터 '머리카락은 혈의 여분'이라고 했던 것은 혈액이 머리카 락에 미치는 영향이 그만큼 컸다는 뜻이다.

탈모가 고민된다면 샴푸를 바꾸기보다 혈류 개선에 도전하자. 콜라겐의 양을 늘려 두피를 건강하게 만들기, 두피의 혈류를 개 선하여 머리카락이 자라나기 쉬운 환경 만들기, 여성 호르몬을 증가시켜 모발의 발육을 촉진하기를 해보자. 혈류가 좋아져서 빠 졌던 머리카락이 다시 자라나는 사람들도 많다. 반드시 큰 효과 가 있을 것이다.

면역력은 혈류에 의해 좌우된다

질병으로부터 우리 몸을 보호하고 건강을 유지하게 도와주는 면역력. 면역력을 높이기 위한 방법에는 '몸을 따뜻하게 하기', '장내 환경 개선하기', '스트레스가 쌓이지 않도록 하기', '운동하기', '웃기' 등 다양한 방법이 있다. 물론 이러한 방법들도 면역력 향상에 도움이 된다. 하지만 그 효과를 발휘하기 위해 절대 잊지 말아야 할 것이 있다. 그것은 바로 면역력은 혈류에 의해 좌우된다는 사실이다.

우리 몸을 지키는 면역력은 면역 세포의 힘으로 만들어진다. 외부에서 침투한 병원균을 퇴치하는 백혈구, 암세포를 파괴하는 내추럴 킬러(NK) 세포, 면역 기구의 감시탑인 수상 세포, 병원균을 향해 항체 미사일을 발사하는 형질 세포, 병원균에 대항하여 일제 공격을 퍼붓는 사령탑 헬퍼 T 세포가 있다. 인체에 존재하는 모든 면역 세포는 혈액 세포다. 즉, 혈액의 질이 나쁘면 아무리 면역력을 높이려고 노력해봤자 면역 세포 자체가 부족하고 약하다는 의미가 된다. 혈류가 나쁘면 면역 세포를 환부까지 보내는 것도 불가능하다.

적혈구와 마찬가지로 이러한 면역 세포의 주원료 역시 단백질이다. 그래서 단백질이 부족한 저단백혈증(低蛋白血症) 환자는 면역력이 저하되어 감염증에 걸릴 위험이 커진다. 또한 면역 세포와 적혈구, 혈소판 등의 모든 혈액 세포는 혈액간세포(血液幹細胞)라는 동일한 세포로부터 만들어진다. 즉, 면역 세포도 혈류의 구성 요소 중 하나인 셈이다. 지금까지 혈류를 개선하기 위해 혈액을 만들고 늘리고 순환시키는 방법을 소개했는데, 소개한 방법을 실천하면 면역력도 높아진다. 혈류를 개선하는 것은 곧 면역력을 높이는 일이다.

'면역력'이라고 하면, 제일 먼저 '암'을 떠올리게 된다. 암이란 어느 정도 나이가 있는 사람들이 많이 걸리는 질환이다. 하지만 특이하게도 부인과 계통의 암은 젊은 사람들에게도 많이 발생한다. 여성들이 많이 걸리는 암으로는 유방암, 자궁암, 자궁경부암 등이 있다. 모든 암은 조기 발견이 중요하다. 특히 자궁경부암은 암의 전 단계인 '전암병변(前癌病變)' 상태에서 발견할 수 있는데, 이 단계에서 발견하면 암으로 진행되는 것을 거의 100% 막을 수 있는 특이한 암이기도 하다. 그러므로 여성은 암의 예방 차원에서 꼭 자궁암 검사를 받아야 한다.

전암병변 상태에서 발견되면 병원에서 정기적으로 검사를 받으면서 진행 상태를 지켜보게 된다. 이 과정에서 전암병변이 사라지는 사람도 많다. 암으로 진행되기 진에 사라지는 것이다. 이것이야말로 면역력의 힘이다. 인간의 몸에는 암으로 진행되기 전에 변형된 세포를 파괴하는 기능이 있다. 면역력이 높으면 암의 발생을 방지할 수 있다는 의미다. 혈의 바다인 자궁은 특히 혈액과 깊은 관련이 있는 장기다. 혈류량을 증가시키는 것은 면역력을 높임과 동시에 자궁 자체의 힘을 강하게 만드는 일이기도 하다. 암의 예방을 위해서라도 혈류량을 증가시켜 면역력을 높이자.

혈류를 개선하면
마음에 자유가 찾아온다

지금 자신을 힘들게 하는 문제가 있다면 혈류를 개선하자.
혈류가 좋아지면 문제를 해결하는 데 큰 도움이 될 것이다.
몸이 건강해지고 마음이 건강해지면 꿈과 목표가 이루어질 것이다.
그리고 무엇보다 당신이 진심으로 행복해지기를 바란다.

혈류가 마음의 안정을
가져온다

"목표를 세워도 언제나 작심삼일로 끝나버린다."

"자신감이 부족하고 불안하다."

"감정 조절이 어렵다."

많은 사람이 이러한 경험을 한다. 꿈이나 목표를 이루어가는 과정에서 누구나 한 번쯤은 좌절을 겪기 마련이다.

"강한 의지를 갖고 싶다."

"자신감이 넘치는 멋진 사람이 되고 싶다."

"언제나 마음의 안정을 유지하고 싶다."

그렇다면 먼저 혈류 상태를 점검하고 개선하자.

몸을 치료하는 전문가로서 지금까지 많은 사람의 고민 해결을 위해 함께 노력해왔다. 처음에는 단지 몸의 건강을 바로잡는 것만 생각했다. 그런데 신기하게도 상담을 진행하면서 환자의 몸 상태가 좋아지면 마음의 상태도 좋아진다는 사실을 깨닫게 되었다. 몸과 마음이 하나라고 생각하면 당연한 일이지만, 처음에는 무척 신기했다.

M 씨는 항상 불안감을 호소하던 환사였다. 병원에서 치료를 받는 동안에는 치료 효과가 있을지 불안해하고 아이를 키우면서는 아이의 성장과 미래에 대해 불안해했다. 그녀에게는 모든 것이 불안함을 느끼게 하는 대상이었다. 혈류량 부족으로 인한 생리통이나 어지럼증과 같은 증상도 있었지만, 이러한 증상은 개선된 상태였다. 나는 한 가지 질문을 했다.

"모든 것이 걱정이라고 하는데, 최근 들어서 걱정이 많아진 건가요? 불안감을 느낀 가장 오래된 기억은 언제인가요?"

그녀는 어렸을 때부터 아버지로부터 이유 없이 자주 혼이 났다고 했다. 아버지가 화를 내는 이유나 원인을 잘 몰라 항상 불안했던 것이다. 이러한 기억이 매사에 불안감을 느끼는 원인이지 않을까 생각했다. 그런데 고등학교 때 어머니가 유방암으로 세상을 떠난 이후 아버지가 변했다고 했다. 그전까지는 무슨 일이든 아버지 마음대로였는데, 어머니가 돌아가시자 어머니 역할까지 해주었다고 했다. 치료를 계속하며 그녀는 이러한 사실을 깨닫게 되었다고 말했다.

"지금은 아버지의 기분을 이해할 수 있을 것 같아요. 아버지와 대화를 해봐야겠어요."

그녀는 이렇게 말하고 자신의 감정을 아버지에게 솔직하게 말했다. 말하고 나니 언젠가부터 마음속에 가시처럼 남아 있던 과거의 감정이 해결되었다고 했다. 물론 과거의 자신과 마주하거나 과거의 자신을 받아들이는 일은 심리 상담을 통해서도 가능하다. 하지만 마음의 상태가 건강해야 자신의 기분을 보다 솔직하게 들여다볼 수 있지 않을까?

혈류를 개선하면 마음이 안정된다. 매일매일의 생활이 평온해질 뿐만 아니라, 과거를 되돌아보고 좌절과 실패, 좋지 않은 기억을 털어낼 수 있는 마음의 환경을 만들어준다.

마음의 힘×몸의 힘=실현하는 힘

상담을 하다 보면 놀라운 변화를 직접 눈으로 확인하게 되는 경우가 많다. 병원에서 치료를 받아도 낫지 않거나 증상이 나아지지 않았던 환자가 자신의 힘으로 건강을 되찾아가는 모습을 보게 된다. 마치 기적과도 같은 일을 만나게 되기도 하는데, 생각해보면 전부 혈류가 개선됨으로써 마음에 변화가 생긴 경우였다. 46세의 환자가 임신에 성공했을 때도 그랬다.

그 환자는 처음 상담실에 찾아왔을 때 어떻게 하면 임신에 성공할 수 있을지, 그저 임신을 간절히 바라는 마음뿐이었다. 표정은 굳어 있었고 늘 불안과 초조 속에 살고 있었다. 그런데 저녁 단식을 통해 위장 건강을 되찾아 혈류량이 늘어나고 혈액 순환이 원활해져서 몸 상태가 좋아지자 표정이 점점 부드러워졌다. 표정이 밝아지면서 하는 말도 달라졌다. 육아 시설에서 근무하던 환자는 마지막 상담에서 이렇게 말했다.

"저는 이제 내 아이를 가질 수 없을지도 몰라요. 하지만 지금처럼 다른 아이들을 돌보는 일이 제 운명일지도 모른다는 생각이 들어요."

그녀는 슬퍼하거나 괴로워하지 않고 담담하게 말했다. 지금까지와는 전혀 다른 편안한 표정으로 자기 자신을 있는 그대로 받아들인 지극히 자연스러운 모습이었다. 너무나 평온해 보여서 오히려 내가 깜짝 놀랄 정도였다. 얼마 후 그녀가 임신에 성공해서 무사히 출산했다는 연락을 받았다.

혈류량이 늘어나 몸이 건강해지면 마음이 평온해진다. 실제로 이러한 일을 자주 경험하면서 혈류 개선이야말로 마음을 평온하게 만드는 지름길이며 꿈과 목표를 실현하는 방법임을 확신하게 되었다.

마음의 힘×몸의 힘=실현하는 힘

꿈과 목표의 실현은 마음의 힘이나 몸의 힘 어느 하나만으로는 이룰 수 없다. 또한 위의 계산식에서 중요한 것은 덧셈이 아니라 곱셈이라는 사실이다. '5+5=10'이 아니라 '5×5=25'이다. 몸과 마음의 힘이 서로 시너지 효과를 일으키며 꿈을 실현하게 도와준다.

정신 집중, 끈기, 노력. 물론 이런 것들도 중요하다. 하지만 문제는 계속하기가 어렵다는 사실이다. 상담을 받기 위해 찾아오는 환자들은 모두 지극히 평범한 사람들이다. 슈퍼스타나 아주 특별한 능력을 지닌 사람들이 아니다. 그런 평범한 사람들이 자신의 꿈과 목표를 달성한다. 또는 기적과 같은 일을 만들어낸다. 어쩌다 보니 우연히 이루어진 것도 아니고 노력만으로 이루어진 것도 아니다. 나 역시 평범한 사람이다 보니, 인간의 마음은 변하기 쉽다는 사실을 잘 알고 있다.

"매일 걷기 운동을 해야지!"

"먹는 양을 줄여서 다이어트할 거야!"

목표 달성을 위해 아무리 굳게 결심해도 작심삼일로 끝나기 일쑤다. 정신력이 강하지 못하기 때문에 그만큼 몸의 힘으로 마음을 받쳐줘야 하는 것이다. 꿈이나 목표가 있다면, 그 목표를 향한 의지가 약해지지 않도록 지탱해줄 무언가가 필요하다. 혈류의 개선이야말로 의지를 강하게 지탱해주는 힘이 된다.

소위 초일류라고 불리는 사람들은 몸과 마음을 깊이 있게 바라본다. 올림픽에 출전하는 국가 대표 선수야말로 꿈과 목표를 향해 노력하는 대표적인 경우라 할 수 있다. 일본 국립스포츠 과학

센터에서 발행하는《여성 선수를 위한 컨디셔닝 가이드》를 보면 몸과 마음의 상태가 얼마나 서로 많은 영향을 주고받는지 알 수 있다. 그리고 책 내용의 중심은 혈류의 중요성을 나타내는 '생리와 심신의 관계'이다. 국가 대표 선수야말로 몸 상태가 마음에 얼마나 큰 영향을 미치는지 이미 알고 있다는 사실이다. 혈류의 개선은 꿈과 목표를 실현하는 큰 힘이 된다.

몸의 구속에서 벗어나면
마음의 자유를 얻을 수 있다

한방에서는 혈류가 마음의 상태에 영향을 미친다는 사실을 이미 오래전부터 알고 있었다. '사고(思考)' 자체가 혈액과 깊은 관련이 있으며 혈액을 정신 활동의 기초 물질이라고 여겨왔다. 실제로 혈류가 나쁘면 건강한 마음 상태를 유지할 수 없다. 몸이 부정적인 감정을 만들어내기 때문이다.

- **기허 체질** : 혈액이 만들어지지 않으면 의욕이 없고 무기력하다.
- **혈허 체질** : 혈액량이 부족하면 불안감을 느끼고 자신감이 없어진다.

· 기체어혈 체질 : 혈액 순환이 원활하지 않으면 쉽게 화를 내고
감정이 불안정해진다.

아무리 의욕과 자신감, 마음의 평화를 위해 노력해봤자 혈류 상태가 나쁘면 몸이 마음을 부정적인 감정으로 끌어내려버린다. 현대 의학으로는 인간의 마음이 실제로 어디에 존재하는지 알 수 없다. 단, 마음은 공중에 떠돌아다니는 것이 아니라 몸과 함께 존재한다. 마음을 담는 그릇인 몸의 상태가 나쁘면 마음이 아무리 애를 써도 좋지 않은 방향으로 끌려가게 된다.

몸 상태가 마음에 미치는 영향을 가볍게 생각하면 안 된다. 예를 들어 생리 전에는 혈류가 나쁜 기체어혈 상태나 마찬가지인데, 이때는 자신도 모르게 짜증이 나고 감정이 불안정해진다. 여성 범죄의 62%가 이 시기에 일어난다는 조사 보고가 있을 정도다. 몸 상태가 나쁘면 몸이 마음을 구속하게 된다.

사랑하는 감정도 몸에 의해 만들어진다. 1974년, 캐나다의 심리학자인 도널드 더튼과 아서 아론이 실시한 '카필라노 실험'이 있다. 캐나다 밴쿠버의 카필라노 협곡에는 다리가 두 개 있었는데, 하나는 높이 50m의 흔들리는 구름다리였고 다른 하나는 흔들리지 않는 튼튼한 다리였다. 18~35세의 독신 남성 200명을 대상으로, 남성들이 다리를 건널 때 다리 중간에서 젊은 여성이 갑자기 나타나 설문 조사를 하면서 자신의 전화번호를 알려주고 연

락을 유도한다. 흔들리는 구름다리에서 만난 남성으로부터는 대부분 연락이 왔는데, 흔들리지 않는 다리에서 만난 남성으로부터는 10% 정도밖에 연락이 오지 않았다. 실험 결과, 흔들리는 구름다리에서의 긴장감과 두근거림이 연애 감정으로 발전되기 쉽다는 사실이 밝혀졌다. 심리학에서는 이 실험을 '구름다리 효과'라고 부른다. 단순히 연애의 기술을 알려주는 것이 아니라, 신체의 생리적 상태가 심리적 인지에 영향을 미친다는 사실을 증명해낸 실험이다.

입꼬리를 올려 웃는 표정을 지어보자. 기분이 좋아지는 것 같은 느낌이 들 것이다. 이것은 미국의 심리학자 윌리엄 제임스와 독일의 심리학자 칼 랑게가 주장한 학설로 '제임스-랑게 이론'이라고 하는데, 신체 변화를 인지한 후 비로소 정서를 경험한다는 이론이다. '생리적 변화→감정 체험'의 순서, 즉 '몸→마음'의 순서로 감정이 만들어진다는 내용이다.

그 외에도 심리학자 스탠리 샥터와 제롬 싱어는 '에피네프린 실험'을 통해 생리적 변화가 있을 때 그러한 변화를 발생하게 한 상황을 인식함으로써 감정이 달라진다는 사실을 밝혀냈다. 현대 심리학에서는 신체의 생리적인 변화가 우선이고, 생리적 변화 때문에 감정의 변화가 일어난다고 믿는다. 뇌는 시각, 청각, 촉각, 미각, 후각의 오감을 통해 외부 정보를 받아들인다. 뇌에 정보를 입력하는 것은 모두 신체적 감각이다. 오감이라는 필터의 상태가 나쁘면 당연히 뇌와 마음에 전달되는 정보도 나빠진다.

한번 생각해보자. 뇌, 위장, 심장, 손발, 입 등 우리의 몸은 60조 개의 세포로 이루어져 있다. 각 세포를 하나하나 연결하고 생명 활동을 뒷받침하고 있는 것이 바로 혈류다. 그러한 혈류가 어떤 상태인지에 따라 마음에 미치는 영향도 달라진다. 한방에서는 이러한 차이를 아주 오래전부터 경험적으로 분류해놓았던 것이다.

신체의 생리적 변화야말로 감정에 영향을 미친다. 혈류가 나쁘면 부정적인 감정이 발생한다. 혈류를 개선하면 긍정적인 감정이 발생한다. 자신의 마음을 몸의 구속으로부터 자유롭게 하자.

'진정한 나'를 찾으려면
우선 혈류부터 개선하라

인간의 마음은 참으로 복잡하다. 단순한 생리적 변화만으로 모든 것이 결정되지는 않는다. 혈류를 개선하여 몸의 건강을 바로잡는 것은 잡음을 제거하는 일과 비슷하다. 시끄러운 8차선 도로 옆보다는 조용한 호숫가에서 아름다운 경치를 바라보며 사색에 잠기고 싶지 않은가? 나쁜 혈류로 인해 작은 세포 하나하나가 만들어내는 잡음을 제거하는 것. 혈류를 개선해서 몸의 건강을 바로잡는 일은 조용하고 평온한 마음의 환경을 만들어주는 것과 마찬가지다.

의지가 약해 계획했던 일이 작심삼일로 끝나버린다. 늘 불안하고 자신감이 부족하며 다른 사람의 눈치를 본다. 본심은 그렇지 않은데 자꾸 다른 사람에게 화를 내다보니 주변에 나를 좋아해주는 사람이 없다. 이것은 진짜 자신의 모습이 아니다. 혈류가 나쁜 탓에 몸 여기저기에서 생긴 잡음에 마음이 반응해서 그렇게 되어버리는 것뿐이다.

'자신감 넘치는 사람이 되고 싶다', '성격이 부드러워졌으면 좋겠다', '적극적인 사람이 되고 싶다'와 같이 현재 자신의 모습과는 다른 모습을 꿈꾸고 있다면, 그러한 바람은 단순한 꿈이나 소망이 아니다. 그 모습이 본모습이다. 그저 몸 여기저기에서 발생하는 시끄러운 잡음 때문에 생리적인 신호를 잘못 받아들여 일시적으로 마음이 다른 형태로 변했을 뿐이다.

자신을 변화시키고 계발하려는 마음을 먹으면 우선 책을 읽거나 강의를 듣는 등의 노력을 할 것이다. 이렇게 노력해도 생각처럼 잘 되지 않았던 것은 자신이 잘못했기 때문도 아니고 노력이 부족했기 때문도 아니다. 그저 준비가 되어 있지 않았기 때문이다. 그 당시의 혈류는 좋은 상태였는가? 몸 상태는 최상이었나? 한번 생각해보자.

요가 수행자나 좌선하는 승려도 우선 몸의 건강부터 바로잡고 그다음에 내면을 바라보는 마음 수련에 들어간다. 몸이 잡음으로 가득하면 그로 인해 발생하는 부정적인 감정 탓에 마음을 제대로 들여다볼 수 없기 때문이다. 마음의 훈련을 위해서는 혈류 개선이 먼저 이루어져야 한다는 사실을 꼭 기억하자. 몸에서 발생하는 잡음을 제거하면 본래의 마음 상태로 되돌아간다. 혈류를 개선하면 '진정한 나'를 찾을 수 있다.

'상식'이나 '일반적'이라는 말에 휘둘리지 마라

지금까지 많은 상담을 했지만, 최근 가장 늘어나고 있는 것은 임신과 관련된 상담이다. 아기를 갖는다는 것은 자손을 남기려는 인간의 본능과 직접적인 연관이 있기 때문일까? 매우 심각한 고민 중 하나다.

주위를 보면 결혼해서 아기를 낳는 일은 지극히 당연한 일로 자신도 그것을 '일반적'이라고 생각하기 때문에 임신이 잘 되지 않으면 심한 괴로움을 느끼게 된다. 뒤처진 느낌이나 추월당한 느낌을 받기도 한다. 게다가 애써 생각하지 않으려고 해도 매달 생리를 통해 결과를 보고받는다.

'이번에도 실패야, 실패.'

여성으로서 실격 통보를 받은 것처럼 느껴져서 매우 우울해하고 자책하는 사람도 많다.

아이를 갖기 위해 아무리 애를 써도 임신이 되지 않는다. 인간은 소망하는 일이 이루어지지 않으면 복잡한 감정에 휩싸인다. 그리고 그러한 감정들을 잘 조절하지 못하고 감정에 휘둘리게 된다. 분노, 슬픔, 질투, 원망, 포기…. 그리고 부부 사이에 금이 가거나 지금까지 사이가 좋았던 부모나 형제, 자매와 멀어지기도 한다. 친구와의 대화가 힘겨워지기도 하고 마음속에 담아두었던 과거의 일이 폭발하기도 한다. 불임 치료를 받기 시작하면 휴가 문제로 회사와 갈등이 생기기도 하고 동료들의 눈치도 보게 된다. 금전적으로나 육체적, 정신적으로 점점 힘들어진다. '아기가 생기지 않는다'는 사실뿐만 아니라 온갖 문제가 한꺼번에 몰려온다.

상담을 하다 보면 환자 개개인의 인생을 대하는 태도를 엿볼 수 있다. 사회적으로 '일반적', '상식'이라고 여겨지는 일들이 나에게는 허락되지 않을 때, 사람들은 매우 괴로워한다. 자신은 아무것도 변하지 않았는데 사회의 중심에서 밀려난 것처럼 고독감을 느낀다. '일반적으로' 남들 다 하는 결혼도 못 하고 혼자일 때, 불임으로 아이가 있는 '일반적인' 삶을 살지 못할 때, 이혼으로 '일반적인' 가정의 모습과 다른 삶을 살게 되었을 때, 병에 걸려 '일반적인' 생활을 할 수 없을 때…. 하지만 한번 생각해보자.

'일반적'이라는 것은 무엇일까?

누가 정한 것인가?

사실 상황을 '일반적'이라고 받아들이는 것은 자기 자신이다. '일반적'이라고 정한 것도 자기 자신이다. 마치 스스로 함정을 파놓고 그 안으로 들어가는 것과 마찬가지다.

크고 작은 여러 문제에 부딪힐 때야말로 그 사람의 마음 상태를 잘 알 수 있다. 혈액량이 늘어나는 과정을 살펴보면, 혈류 상태가 변함에 따라 마음의 상태도 변한다는 사실을 확인할 수 있다. 괴로움과 슬픔에 빠져 있던 사람들이 문제를 받아들이고 마음의 짐을 하나씩 내려놓고 해결해나간다. 그렇게 스스로 만든 '일반적'이라는 함정으로부터 자유로워진다.

혈류 상태가 변하고 몸이 건강해짐에 따라 마음의 문제가 해결된다. 비록 사건 자체는 변하지 않더라도 사건을 생각하는 방식이 바뀌면 마음이 편해진다. 그리고 그것은 불임이라는 고민뿐만 아니라 모든 고민에 해당한다. 상식이나 일반적이라는 말에 휘둘리지 말고 스스로 문제를 인식하고 받아들여 해결해야 한다. 혈류량이 늘어나 혈류가 개선되면 자신을 지탱하는 힘이 되어줄 것이다.

혈류는 행복을 불러오는 힘

인생 목표는 무엇인가? 사람마다 다양한 목표가 있겠지만, 많은 사람을 만나며 느낀 것은 모두 '행복해지기를 바란다'는 사실이다. 누구나 따뜻하고 행복한 기분을 느끼고 싶어 한다.

과학이 진보하면서 그전까지 당연하게 여겨졌던 일들이 180도 달라지기도 한다. 안전하다고 생각했던 일이 더는 안전하지 않게 되고, 지금까지는 괜찮다고 여겨졌던 일이 위험한 일이 되기도 한다. 백신이나 살충제, 원자력 발전이나 식품 첨가물 등 이전과 평가가 완전히 달라진 것들이 셀 수 없이 많다. 의학이나 영양학 교과서의 내용도 자주 바뀐다. 10년 전의 내용과는 완전히 달라지기도 한다. 그 이유는 인간의 몸과 마음이 아직 완벽하게 밝혀지지 않았기 때문이다. 밝혀지지 않은 사실을 밝혀내고자 열심히 노력하는 도중이기 때문이다.

그런데 한방 이론은 변하지 않는다. 오랜 세월을 거쳐 많은 사람의 경험과 지혜가 축적된 결과이기 때문이다. 인간적 감각에 매우 가까운 이론이다. 나는 그러한 한방 의학적 지식을 토대로 모든 상담 환자들의 혈류 상태를 살펴본다. 혈류만 본다고 해도 과언이 아닐 정도다. 그리고 많은 환자의 고민이 해결되고 미소가 되돌아오는 것을 지켜보며 혈류야말로 몸과 마음의 모든 문제를 해결하는 힘이라는 사실을 강하게 깨닫는다.

혈류는 틀림없이 '행복을 가져오는 힘'이다. 지금 자신을 힘들게 하는 문제가 있다면 혈류를 개선하자. 혈류가 좋아지면 문제를 해결하는 데 큰 도움이 될 것이다. 몸이 건강해지고 마음이 건강해지면 꿈과 목표가 이루어질 것이다. 그리고 무엇보다 당신이 진심으로 행복해지기를 바란다.

나는 일본에서 가장 큰 신사인 이즈모대사(出雲大社) 근처에서 태어났다. 걸어서 몇 분만 가면 신이 살고 있는 신사다. 동네 사람들끼리는 그냥 '신사'라고만 해도 모두 '이즈모대사'라고 알아들었다. 신사는 아이들의 놀이터이기도 했으며 너무나 가깝고 당연한 존재였다. 그렇게 자라나서 어른이 되고 문득 정신을 차려보니, 한방약제사가 되어 있었다.

여성 환자들의 질환이나 고민 중에서도 가장 많은 상담은 임신과 관련된 내용이다. 엄마와 아기의 인연을 이어주는 일, '인연을 맺어주는 신'이 있는 이즈모대사 곁에서 이런 일을 하고 있다는 사실이 어쩐지 신기하기만 하다.

이즈모대사에서 행해진 장례식에 참석했을 때 다음과 같은 문구가 적힌 인사장을 받았다.

"옛날부터 이즈모 사람들은 '영혼이 멈추어 사람이 된다'고 했으며, 임신하면 '영혼이 멈췄다'라며 감사해하고 기뻐했습니다. 신의 영혼이 찾아와 새 생명이 잉태되고 탄생하는 것에 대한 감사를 나타내는 말입니다."

사람이 태어나서 죽는 그 순간까지 몸과 마음은 분리할 수 없는 하나다. 마음이 흔들리면 몸에 영향을 주고, 몸이 흔들리면 마음에 영향을 준다. 일본인은 예로부터 몸과 마음이 하나라는 '심신일여(心身一如)' 사상을 아주 자연스럽고 당연한 것으로 받아들여 왔다. 한방 의학을 공부하면 할수록, 그리고 많은 환자를 만날수록 '심신일여'가 정말 맞는 말이라는 생각이 든다. 인간의 마음을 괴롭게 하는 대부분의 고민은 몸 상태에 따라 가벼워지기도 하고 무거워지기도 한다. 반대로 신체적인 증상 역시 마음먹기에 따라 커지기도 하고 작아지기도 한다.

몸의 병을 치료하는 한방약제사로서, 나는 항상 신체의 증상을 통해 마음을 들여다본다. 그리고 그때마다 환자에게 혈액이란 몸의 건강은 물론, 마음의 건강에도 결정적인 역할을 담당하는 매우 중요한 존재라는 사실을 강하게 깨닫게 된다.

감사하게도 지금은 전국에서 많은 사람이 상담을 받으러 찾아오는 약국이 되었지만, 사실 약국을 물려받았을 때만 해도 엄청난 적자에 허덕이는 상태였다. 집과 토지가 은행 담보로 들어가 있어서 약국 문을 닫고 싶어도 닫을 수 없는 상황이라 어쩔 수 없이 약국을 물려받게 되었다. 처음 결산서를 받아본 날, 눈앞이 캄캄해졌던 기억이 지금도 생생하다. 그 당시에는 '어떻게 하면 매출이 오를까?' 그 생각뿐이었다. 갚아야 하는 대출금과 결제금에 대한 공포로 밤마다 몇 번씩 잠에서 깨곤 했다. 머리에는 돈에 대한 생각만이 가득한 상태로 일하던 시기였다. 이런저런 방법으로 매출이 조금씩 오르기 시작하고 새로 지점을 늘려 약국을 키움으로써 경영이 어느 정도 궤도에 올랐을 때였다. 한 친구가 상담을 받기 위해 나를 찾아왔다.

"나 상담 좀 해줘. 병원에서 임신이 어렵다는 판정을 받았어. 한방 치료를 받으면 임신할 수 있을까?"

나는 한방약을 처방하고 체질 개선을 위한 조언을 해주었다. 친구는 나의 처방대로 열심히 노력했고, 그 결과 1년 뒤에 드디어 임신에 성공했다. 나의 상담을 받고 임신에 성공한 최초의 환자였다. 너무나 기쁜 마음에 그녀에게 성공 후기를 써달라고 부탁했는데, 그녀가 보내온 후기를 읽고 깜짝 놀랐다. 몇 줄 정도 쓰여 있을 것으로 생각하고 펼쳐 보았는데, A4 용지 한 장에 빽빽하게 채워져 있었다.

그동안 임신이 되지 않아 얼마나 불안하고 힘든 나날을 보냈는지, 임신 사실을 알았을 때 얼마나 기뻤는지, 그리고 지금 아이를 출산하고 얼마나 행복하게 살고 있는지에 대한 내용이 고스란히 담겨 있었다. 그 글을 읽고 '아, 내가 이런 일을 할 수 있다니!' 하고 감동했다. 항상 매출에 대한 부담에 돈에 쫓기듯 일을 해왔는데, 이렇게 다른 사람을 행복하게 만드는 일을 할 수 있다는 생각에 너무나도 기뻤다.

그 후 상담을 받으러 오는 환자가 점차 늘어났다. 처음에는 조금씩 늘어나더니 입소문과 소개가 점점 늘어나면서 어느덧 상담 횟수가 5만 건을 넘어서게 되었다.

상담 횟수가 늘어나면서 신체적인 증상의 치료만으로는 해결되지 않는 문제가 보이기 시작했다. 몸과 마음이 모두 중요하다는 사실을 깨닫게 된 것이다. 그리고 환자들의 고민 뒤에 숨어 있는 진짜 문제가 점점 눈에 들어오기 시작했다. 질환이나 증상만이 사람을 힘들게 만드는 것은 아니다. 질환이나 증상이 있는 자신과 '일반적'이라고 여겨지는 모습의 차이 때문에 더욱 괴로워지는 것이다.

이렇게 말하면 이상하게 생각할지도 모르지만, 나는 환자들을 상담하는 일이 매우 즐겁다. 환자들이 저마다 갖고 있던 편견을 깨고 고정관념이라는 함정에서 벗어나는 것을 지켜보는 일에 매우 보람을 느낀다. 솔직히 말하면 나는 상담사로서는 그다지 뛰어난 편이 아니다. 하지만 몸을 치료하는 전문가로서, 혈액을 만들고 늘리고 순환시키는 방법을 통해 마음의 문제를 해결하는 것으로 내가 가진 능력 이상의 힘을 발휘할 수 있다고 생각한다.

몸 상태가 점점 좋아지면 자신감이 생기고 표정이 밝아진다.

입에서 나오는 말도 적극적으로 변한다. 몸의 건강을 바로잡음으로써 마음의 문제를 해결하는 것. 이런 일이 가능한 이유는 혈류량 증가라는 근본적인 방법을 쓰기 때문이다. 이것이 바로 나의 비법이다.

상담을 받은 친구가 임신에 성공했을 때, 1년에 100명의 상담 환자가 임신에 성공하면 좋겠다고 생각했다. 10년 후 임신 성공 환자 수가 연간 100명을 넘었다. 그다음 해에는 150명을 뛰어넘었다. 누계 성공 환자가 1,000명에 가까워지자, 욕심이지만 큰 꿈이 생겼다. 바로 '임신 성공 환자 10,000명'이라는 목표다. '만 명의 소원'이 이루어지면, 그 뒤에는 그보다 훨씬 많은 웃음꽃이 피어날 것이다.

단순히 계산하면 하나의 숫자에 불과하지만 한 사람 한 사람마다 각각의 사연이 있고 사연마다 다른 웃음꽃이 피어난다. 그런 생각을 하면 너무나 신이 난다. 이런 생각을 하고 있을 때, 출판사로부터 연락을 받았다. 정말 신기한 인연이다.

쓰러져가는 약국 앞에서 어찌할 바를 모르던 내가 많은 사람의 얼굴에 웃음꽃이 피어나도록 도울 수 있게 되고 책까지 출간하게 될 줄은 꿈에도 생각하지 못했던 일이다. 나 자신의 놀라운 변화는 물론, 지금까지 많은 사람이 온갖 어려움을 극복하고 병을 이겨내는 모습, 자신의 꿈을 이루거나 임신에 성공하는 모습을 보면서 진심으로 바라는 꿈이나 목표는 반드시 이루어진다는 확신을 갖게 되었다. 그러므로 반드시 당신의 고민도 해결되고, 꿈이 이루어질 것이다.

그러기 위해서는 혈류량을 늘리고 혈류를 개선하여 몸을 건강하게 만들어야 한다. 건강을 통해 몸과 마음의 고민을 해결하자. 몸과 마음의 건강을 되찾아 자신의 소원과 목표를 이루게 되기를 바란다.

이 책을 손에 들게 된 것도 분명 하나의 인연이라고 생각한다. 이 책이 당신의 꿈과 목표를 실현하는 데 도움이 되기를, 무엇보다 당신이 행복해지고 웃을 수 있게 되기를 진심으로 기원한다. 당신의 꿈이 이루어지고, 모두의 꿈이 이루어져서 만 명의 소원이 이루어지는 그 날이 오기를 간절히 기대한다. 그리고 이 책을 읽은 당신으로부터 행복한 결과 보고를 전해 듣게 될 그 날을 기다리며 글을 마친다.

호리에 아키요시

주요 참고문헌

田村浩一 저,《図解入門よくわかる病理学の基本としくみ》, 秀和システム(2010)

日本子宮内膜症協会 저,《あなたを守る子宮内膜症の本》, コモンズ(2000)

坂井建雄 저,《血液6000キロの旅ワンダーランドとしての人体》, 講談社(2001)

다니엘 G. 에이멘, 리사 C. 루스 저,《불안과 우울로부터의 힐링》, 소울메이트(2014)

中西貴之 저,《食べ物はこうして血となり肉となるちょっと意外な体の中の食物動態》, 技術評論社(2009)

永田晟 저,《呼吸の極意心身を整える絶妙なしくみ》, 講談社(2014)

三島和夫, 川端裕人 저,《8時間睡眠のウソ。日本人の眠り、8つの新常識》, 日経ＢＰ社(2014)

岩堀修明 저,《図解・感覚器の進化原始動物からヒトへ水中から陸上へ》, 講談社(2011)

武村政春 저,《たんぱく質入門どう作られ、どうはたらくのか》, 講談社(2011)

오키 마사히로 저,《요가의 행법과 철학》, 학문사(2006)

キャサリーナ・ダルトン 저,《ワンス・ア・マンス月経前症候群(PMS)》, 時空出版(1987)

안토니오 다마지오 저,《데카르트의 오류》, 중앙문화사(1999)

加藤征治 저,《リンパの科学第二の体液循環系のふしぎ》, 講談社(2014)

児玉龍彦, 浜窪隆雄 저,《考える血管細胞の相互作用から見た新しい血管像》, 講談社(1997)

河合蘭 저,《卵子老化の真実》, 文藝春秋(2013)

* 참고문헌 중에서 국내에 출간된 책은 국내 출간 제목과 출판사, 출간 연도를 기재하였고 국내에 출간되지 않은 책은 일본어 그대로 표기했습니다.

大沢剛 저, 《「きれい」への断食セラピー》, 講談社(2005)

岩堀修明 저, 《図解・内臓の進化形と機能に刻まれた激動の歴史》, 講談社(2014)

田中ひかる 저, 《月経と犯罪女性犯罪論の真偽を問う》, 批評社(2006)

アントニオ・R・ダマシオ 저, 《無意識の脳自己意識の脳身体と情動と感情の神秘》, 講談社(2003)

안토니오 다마지오 저, 《스피노자의 뇌 기쁨, 슬픔, 느낌의 뇌과학》, 사이언스북스(2007)

川瀬良美 저, 《月経の研究女性発達心理学の立場から》, 川島書店(2006)

増田敦子 감수, 《解剖生理をおもしろく学ぶ》, 医学芸術新社(2015)

荒木重雄, 浜崎京子 편저, 《不妊治療ガイダンス第3版》, 医学書院(2003)

荒木重雄, 福田貴美子 편저, 《体外受精ガイダンス第2版》, 医学書院(2006)

武谷雄二, 上妻志郎, 藤井知行, 大須賀穣 감수, 《プリンシプル産科婦人科学1婦人科編第3版》, メジカルビュー社(20014)

朱小南 저, 《症例から学ぶ中医婦人科名医・朱小南の経験》, 東洋学術出版社(2004)

岡田定 편저, 樋口敬和, 森慎一郎 저, 《レジデントのための血液診療の鉄則》, 医学書院(2014)

中国国家中医薬管理局中医師資格認証センター 편저, 《中医内科学》, たにぐち書店(2004)

平馬直樹, 兵頭明, 路京華, 劉公望 감수, 《中医学の基礎日中共同編集》, 東洋学術出版社(2001)

日本鉄バイオサイエンス学会治療指針作成委員会 엮음, 《鉄剤の適正使用による貧血治療指針改訂[第2版]》, 響文社(2009)

혈류가
젊음과 수명을
결정한다

펴낸날 초판 1쇄 2017년 3월 25일 ㅣ 초판 6쇄 2024년 6월 25일

지은이 호리에 아키요시
옮긴이 박선정

펴낸이 임호준
출판 팀장 정영주
편집 김은정 조유진 김경애
디자인 김지혜 ㅣ **마케팅** 길보민 정서진
경영지원 박석호 유태호 신혜지 최단비 김현빈

인쇄 (주)상식문화

펴낸곳 비타북스 ㅣ **발행처** (주)헬스조선 ㅣ **출판등록** 제2-4324호 2006년 1월 12일
주소 서울특별시 중구 세종대로 21길 30 ㅣ **전화** (02) 724-7664 ㅣ **팩스** (02) 722-9339
인스타그램 @vitabooks_official ㅣ **포스트** post.naver.com/vita_books ㅣ **블로그** blog.naver.com/vita_books

ISBN 979-11-5846-152-2   13510

비타북스는 독자 여러분의 책에 대한 아이디어와 원고 투고를 기다리고 있습니다.
책 출간을 원하시는 분은 이메일 vbook@chosun.com으로 간단한 개요와 취지, 연락처 등을 보내주세요.

비타북스 는 건강한 몸과 아름다운 삶을 생각하는 (주)헬스조선의 출판 브랜드입니다.